「空腹」才是最強的良藥

抗癌成功醫師打造不易生病體質的終極飲食法！

✔有效減脂、降血壓、降血糖

✔預防癌症、失智症、糖尿病

✔不用忌口放心吃也能健康瘦

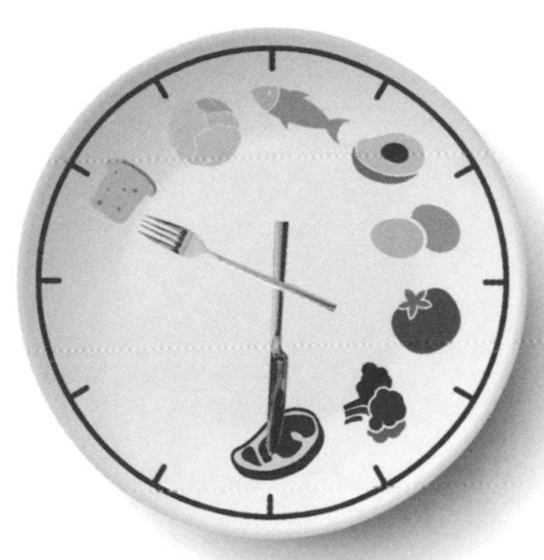

日本名醫 青木厚 *Atsushi Aoki* 著　王薇婷 譯

原水文化　「空腹」こそ最強のクスリ

為自己打造一個「不吃東西的時間」，享受「空腹」。
只要這樣做，就能打造出「不知生病為何物」的身體。

案例 1

50 多歲、男性

脂肪肝甚至引發睡眠呼吸中止症！
只要吃完飯，睡意、倦怠感瞬間襲來。

中性脂肪 338mg/dl GPT 62IU/l

執行空腹時間約一年後……

中性脂肪 207mg/dl GPT 31IU/l

大幅降低中性脂肪，
有效改善脂肪肝！

案例 2

60 多歲、女性

不僅為肥胖與便祕所苦，
收縮壓也超過標準值（130mmHg）。
擔心肥胖與高血壓所引發的疾病。

收縮壓 135mmHg

執行空腹時間 3 個月後…

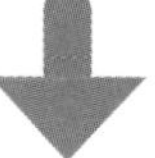

收縮壓 121mmHg

有效改善血壓過高問題、

體重也少了 4 公斤！

想遠離癌症、糖尿病、高血壓等疾病，健康過生活。
想打造一個永遠都不會感到疲倦、不知老化為何物的青春肉體。

這應該是許多人共同的願望吧！

不過，人生在世一定會生病。
細胞會隨年紀增長逐漸老化，
這些都是導致疾病、身體不適以及老化的原因。

除此之外，日常的飲食習慣也會大大影響到健康。

尤其是在無意識的情況下，吃太多或是醣類攝取過量，

都會讓你的身體一步步遭受侵蝕。

那麼，該怎麼做才能維持健康、永保年輕呢？

一直以來，坊間充斥著各式各樣與健康、長壽、抗老化有關

的飲食方式。

不過，在最新的醫學實證佐證下，近年「增加空腹時間」比「限制飲食內容」受到更大的矚目。

本書介紹的飲食方式是根據榮獲二〇一六年諾貝爾生物醫學獎的「細胞自噬」機制研發而成。

「細胞自噬」機制簡單來說就是讓「舊細胞重獲新生」，本書將會針對其內容進行詳細解說。

就算一週只有一次也好，為自己規劃一段完整的空腹時間，就能徹底清除吃太多帶來的傷害，以及老化、飲食習慣造成的影響，活化「細胞自噬」機制，讓身體由內而外變得更年輕。

更重要的是，無論是誰都能輕鬆實踐這種飲食方式，立刻體會到其效果。

更能有效預防癌症、失智症、糖尿病及高血壓等疾病。可以說是最神奇的飲食方法。

希望讀者們看完此書後，能透過這款名為「空腹」的最強良藥，找回健康與青春。

目次

contents

前言

空腹就是最好的藥

PART 1

「一日攝取三餐」&「打造空腹時間」哪個選項**能帶來長壽和健康**？

PART 2

無須勉強就能達到「空腹」效果，**讓身體重生的飲食方式**

經驗談

PART 3

「醣類」帶來的毒素，就靠「空腹」藥到病除！

PART 4

只要提升「空腹力」，就能**跟這麼多疾病說再見！**

空腹就是最好的藥

「一天三餐」、「吃太多」只會換來容易感到疲倦的身體

大家好，我是青木厚。

我是一位專門治療糖尿病的內分泌暨新陳代謝科醫師。

曾任職大學附設醫院等，並於二〇一五年於埼玉市開設了個人診所。

這一路走來，從感冒到生活習慣病患者，我接觸過的患者不在少數。

本書將介紹我根據自身經驗打造的「**終極飲食法**」。

先來問一下有沒有人為下述症狀所苦？

- 一吃東西，睡意立刻襲來。
- 感覺最近腸胃狀況不太好。
- 容易疲倦。
- 對任何事都提不起勁，動不動就覺得煩躁，情緒起伏很大。

體力隨著年齡增長而下降、運動量不足等，其原因五花八門。不過，或許這些症狀都是「吃太多」（尤其是醣類攝取過量）所引起。

或許有人聽到會說：

「我每天三餐都很正常耶。」

「我原本也沒打算吃那麼多啊。」

詳細內容會在本文中進行深入解說。**不過，光是一天三餐，就有可能是害你「吃太多」的兇手。**

成人一天所需熱量為一八〇〇～二二〇〇大卡左右。

問題是現代人，尤其是經常外食的人，一個不小心就會攝取過多熱量。光是速食類的漢堡、薯條、飲料套餐，隨隨便便就破一〇〇〇大卡。家庭餐廳的菜單中，滿滿都是介於八〇〇到一〇〇〇大卡的料理。

由此可知，一天吃三餐是很有可能攝取到超過原本所需1.5～2倍的熱量。

高血壓、老化、生活習慣病……等，肥胖百害而無一利！

吃太多會讓身體出現許許多多的問題

首先是內臟疲勞。

腸胃、肝臟得花好幾個小時將我們吃下肚的東西消化掉。面對這些超過原本負荷的食物源源不絕地送來，我們的內臟只能不分晝夜持續運作，造成其疲乏。

到頭來，內臟功能出問題就會引發無法確實吸收養分、無法排出老廢物質，以及免疫力下降等各種問題。

再者，吃太多也會導致肥胖。

我們從食物中攝取的部分醣類或脂肪，都會轉化為大腦、肌肉、內臟等器官運作所需的能量，其餘的則會儲存在肌肉或肝臟中。但若超過一定程度，就會轉化中性脂肪，儲存在脂肪細胞中。

由此可知，只要吃超過本身消耗的能量，脂肪就會不斷增加。

這些堆積在身上的脂肪，尤其是內臟脂肪，會因此分泌出壞脂肪細胞激素，造成血糖值上升、高血壓、血栓等問題。

然而，壞脂肪細胞激素還會引發慢性發炎，甚至有可能會導致癌症。

不僅如此，吃太多的壞處還包括「讓身體生鏽的活性氧大量增加」。

吃太多不只會帶來疲勞、倦怠，也是造成糖尿病或高血脂等動脈硬化疾病、腦出血、腦梗塞、狹心症、心肌梗塞等缺血性心臟病以及癌症的原因。

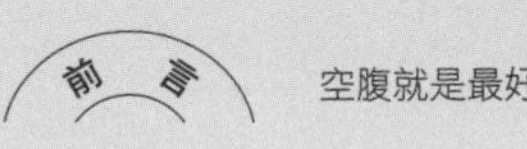

「醣類攝取過量」是各種疾病的溫床

現代人的飲食，動不動就會攝取過多糖（醣類）。

成人一天所需醣類為170克左右。

一碗米飯內含的醣類約50克，一天吃三碗就已經攝取到原本人體所需的醣類。

換句話說，除了三碗米飯外，還吃了甜點的話，就會造成醣類攝取過量。

大家有機會也可以看看超市賣的加工食品、熟食的成分表，幾乎所有食品都含有醣類。

就算每樣食品所含的醣類並不多，但只要一個不小心，就會讓身體陷入「醣類過量」的窘境。

醣類攝取過量也會引發各種身體狀況。

醣類的特徵是「易轉換為中性脂肪」。這不只會造成肥胖，更會讓肝臟堆積過量脂肪，造成所謂的「脂肪肝」。

不想辦法改善的話，脂肪肝恐會惡化成肝硬化、肝臟癌。

不過，醣類攝取過量帶來的最大問題其實是「醣類會造成血糖值（血液中的葡萄糖）急速飆升」。

血糖一上升，胰臟就會分泌名為「胰島素」的荷爾蒙。

胰島素的功用是透過將葡萄糖送到全身細胞來降低血糖值。但若血糖急速飆升，就會造成胰島素大量分泌，反而又讓血糖急速下降。

血糖值如雲霄飛車般高低起伏，就會帶來「剛吃飽就想睡」、「倦怠」、「煩躁」等症狀。

若一直維持在醣類攝取過量引發的高血糖狀態，就會造成下述情況：

- 細胞會逐漸無法接受胰島素。
- 胰臟會努力分泌更多胰島素。
- 胰臟出現疲乏。

進而導致胰臟所分泌的胰島素不足而引發「第二型糖尿病」。

惡化成糖尿病後，會因為血糖降不下來，傷害到全身上下的血管，增加罹患糖尿病網膜症、腎臟病變、心肌梗塞或腦梗塞、失智症、癌症等疾病的風險。

這樣做，能降血糖、分解脂肪，讓細胞重獲新生

那麼，到底該如何保護我們因為吃太多或是醣類攝取過量而受到種種傷害的身體呢？

大家可能會想到「減少每日攝取熱量」、「減少醣類攝取」等各種方式吧。

不過，我在本書中想提倡的方法如下：

「為自己打造不吃東西的時間（空腹時間）」。

「空腹」或許給人肚子餓到很痛苦的印象，但本書提到的「空腹」，請大家想像成是「不吃東西的狀態」。

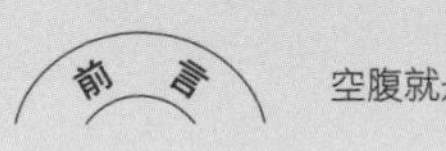

有了空腹時間，不但能讓內臟獲得充分的休息，還能讓血糖值緩緩下降。除此之外，若與最後進食時間間隔超過10個小時，儲存在肝臟的醣（肝醣）消耗完後，就會開始燃燒脂肪來提供身體所需能量。若超過16個小時，則會啟動人體的「細胞自噬」機制。

「細胞自噬」機制指的是「讓細胞裡的老舊蛋白質重獲新生」，據說當細胞陷入飢餓或低氧狀態，「細胞自噬」機制就會更為活躍。

身體的不適、老化都是細胞衰老或故障所引起的。

尤其是當細胞內的粒線體（行呼吸作用產生能量的重要器官）老化，細胞所需能量減少，活性氧則會隨之增加。

若透過「細胞自噬」機制讓衰老或故障的細胞由內而外重獲新生，就能遠離疾病、常保健康，延緩老化速度。

因此，打造空腹時間，就能期待下述各種「身體重開機效果」。

- 不只能消除內臟疲勞、增強內臟機能，還能提高免疫力。
- 有效降低血糖、促進胰島素的適當分泌，藉此改善心血管疾病。
- 分解脂肪，並且有效改善肥胖引發的各種問題。
- 讓細胞重獲新生，改善身體不適症狀，有效抗老化。

簡直可以說「空腹是最棒的藥物」！

更重要的是就不需要再搞那些又困難又麻煩的熱量計算公式了。

非空腹時間時，想吃什麼都可以。執行空腹時間時，要是真的餓到受不了的話，堅果類多吃也無妨。

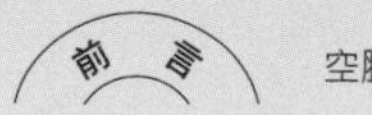

若想讓「細胞自噬」機制發揮作用的話，就需要連續16個小時以上的空腹時間。只要規劃好睡眠時間，執行起來就沒有太大困難。

天天執行，當然是最理想的。不過，**就算一週一次或是只有週末能執行，其實都能獲得不錯的重開機效果。**

只要斷食半天，就能告別身體不適、疾病、老化

我也天天執行空腹時間。

跟大家介紹一下我的作息表。

【平日】

早上7點起床，早餐簡單吃（差不多就1顆水煮蛋跟生菜沙拉），晚上9點左右吃晚餐。

中間這段時間則不吃任何東西。

不過，要是餓到沒辦法工作的話，就會吃點堅果。

【假日】

起床後，不吃早、午餐，只吃晚餐。

如上所述，我平日會給自己14～16個小時的空腹時間，假日則有24小時，藉此讓身體重開機。

或許有人聽到「14～16個小時的空腹」會覺得「很辛苦」。不過，不吃早餐，午餐跟晚餐則正常吃。**只要用清醒時的一半時間，來執行所謂的半天斷食。**

我之所以會開始執行8小時進食法，進而取得空腹這帖良藥，全都是因為我罹患了舌癌。

過去的我，因為工作關係其實還蠻注意自己的飲食。

不過，日常生活經常在不自覺的情況下陷入「吃太多」、「醣類攝取過量」的陷阱中，不知不覺間，腹部堆滿內臟脂肪，造就了所謂的中廣體型。二〇一〇年，也就是我40歲那年，發現自己罹患舌癌。

雖然透過手術順利將病灶摘除，但若生活習慣不改變，還是會有復發的疑慮。

因此，我開始大量閱讀相關書籍與論文，並且藉由治療包含糖尿病在內的生活習慣病患者所獲得的經驗、知識，認真思考一款**「無須勉強也不會感到壓力，就能輕鬆跟疾病說再見的飲食方式」**。

最後得出的就是這個善用「空腹」力量的方式。

由於過去的飲食習慣早已根深蒂固，我一開始在執行空腹時間時吃了不少堅果，但後來身體也逐漸適應。4個月後原本堆滿內臟脂肪的大肚腩就消失了。

曾經腰圍高達78公分也減到70公分，目前也都維持得還不錯。

更重要的是身體也變輕，不容易感到疲倦，也沒有任何癌症復發的跡象。

恕我再重複一次，只要給自己打造空腹時間，就能解決吃太多或醣類攝取過量的問題。

不需要進行那些困難又麻煩的「熱量計算」，就能消除內臟疲勞、降血糖又減脂，讓細胞重獲新生，還能遠離各種身體不適、疾病跟老化。

希望大家也能透過「空腹」這最棒的藥物，打造出不知生病、疲勞、老化為何物的健康身體。

習慣「吃太多」這件事後
人們就很難察覺
「自己其實吃太多了」

PART 1

「一日攝取三餐」&「打造空腹時間」哪個選項能帶來長壽和健康？

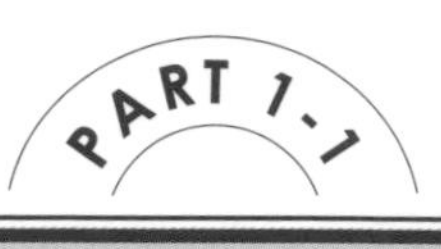

「一天三餐有益健康」是錯誤觀念

一天吃三餐，只會讓身體越來越虛弱

想先請教各位一個問題，
不知道大家一天吃幾餐？
或是大家認為一天吃幾餐有益健康呢？

應該有很多人都會回答：
「我從小就一天按時吃三餐。」

「我認為一天三餐是維持健康的基本原則。」

根據NHK二〇一六年所做的「飲食習慣民意調查」，在「平日一天吃幾餐」的問題中，回答「三餐」的人最多，占81%。

依年齡分布來看，16～29歲的人一天平均吃到三餐，男女都只有70%，但到了60多歲就升到85%，70歲以上的更超過90%。由此可知，年齡層越高，遵守「一日三餐」原則的人就越多。

八成以上的人都吃太多了！
身體出狀況跟老化的原因就出在一天三餐。

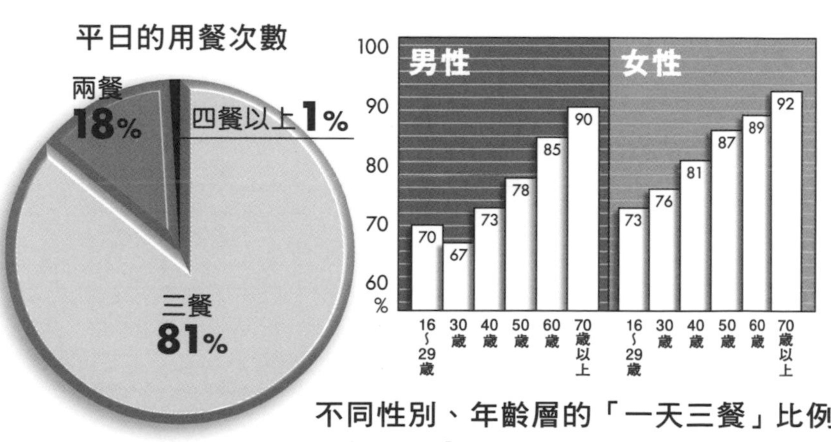

不同性別、年齡層的「一天三餐」比例

※引用自NHK「飲食習慣民意調查」（2016年）

雖然「一天三餐」的習慣已經在我們的日常生活中如此根深蒂固，但我仍要在此大聲疾呼。

「一天三餐是最理想的」這個思維，並沒有任何確切的理論基礎。

我在接下來的章節會針對一日三餐進行詳細解說。不過，可以簡單歸納成下列幾項。

- **腸胃等內臟器官無法充分休息，漸顯疲態。**
- **容易造成體內發炎。**
- **不小心「吃太多」，容易導致肥胖。**
- **容易造成高血糖。**
- **容易加速老化……等等。**

一日三餐會像這樣對身體或健康造成種種傷害。

一天三餐的飲食習慣是近代才開始的

在日本，一天三餐這個飲食習慣，其實是到近代才開始普及的。

至於其緣由，坊間流傳「江戶時代初期發生明曆大火（一六五七年）後，除了早、晚餐外，江戶幕府還提供負責重建的工人、工匠午餐」、「江戶時代後期燈火的普及，拉長人們一天的活動時間」、「明治維新後，政府提供軍隊一日三餐」等諸多說法。無論何者為真，但江戶時代之前，除了武士、建築工人等體力勞動者外，一般人通常都是一天兩餐。

除此之外，一九三五（昭和10）年時，日本國立營養研究所的佐伯矩醫學博士提倡「日本男性一天所需熱量為二五〇〇～二七〇〇大卡」、「這些熱量單靠兩餐來攝取有其難度。因此，分成三次均衡攝取，就能活得更健康」。據說這就是讓日本人養成一天三餐習慣的重要關鍵。

不過，我覺得「二五〇〇～二七〇〇大卡」這個數字本身有點太多。每個人的消耗熱量不同，基礎代謝率（器官運作、維持體溫等，維持生命所需的最低熱量）：

30～49歲的男性為一五〇〇大卡，女性則為一一七〇大卡。
50～69歲的男性為一三五〇大卡，女性則為一一一〇大卡。
70歲以上的男性為一二二〇大卡，女性則為一〇一〇大卡。

以這樣的程度來計算，即便再加上運動等所消耗的能量，成人一天所需卡路里，目前差不多落在一八〇〇～二二〇〇大卡。

因此，運動量普遍不足，消耗熱量不多的現代人，根本就不需要藉由一天三餐來攝取高達二五〇〇～二七〇〇大卡的熱量。

「光吃飯就會覺得累，變得倦怠」的人要特別注意！

聽我這樣講，或許還是有很多人不明所以。

習慣「吃太多」這件事後，人們就很難察覺「自己其實吃太多了」。

或許有人會想說：「雖然我一天吃三餐，但胃也沒有很撐，所以不覺得自己吃太多了。」

那麼，我想再問大家一個問題。

不知道有沒有人「吃飽後會感到疲倦、倦怠，甚至想睡」？

如果有的話，就要多加留意。

你有可能已經掉入「吃太多」的陷阱之中。

吃飽後，為了消化吃下肚的食物，血液都會集中到腸胃。血糖也會跟著上升，所以多多少少都會有點想睡。

但要是感到疲倦、倦怠，或是睡意擋也擋不住時，就有可能是因為「吃太多」、「腸胃等內臟器官正在弱化」。

要是「吃了超過自己能順利消化的食物量」，你的身體就會發生以下狀況：

首先，每天都要運作到極限的腸胃出現疲乏，讓你的消化能力持續衰退。

要處理不斷送來的食物，搞得沒時間休息的腸胃，根本就無法將這些食物通通消化完畢。

於是，未消化的食物就會堆積在腸子裡，進而腐敗、產生有害物質，造成腸內環境惡化，使得腸道運作更加不順的惡性循環。

工作過度出現疲態的狀況，同樣也會出現在肝臟。

肝臟擁有將食物「解毒」、儲存來自食物的能量等功能。要是接連不斷地吃進大量食物，也會讓肝臟根本沒時間休息，進而出現疲態。

內臟的疲倦、腸道產生的有害物質、肝臟無法分解的毒素，都會造成身體的各種不適。

吃飽飯後很想睡或是覺得累、倦怠，說不定都是來自腸胃、肝臟的疲倦訊號。

飯後睡意逐漸襲來就是血糖上升的證據

又或者是因為你吃了太多米飯、麵類、麵包還有甜點。上述東西攝取過量，都會導致血糖急速飆升。

血糖一上升就會造成人體各式各樣的傷害，因此胰臟會分泌名為「胰島素」的荷爾蒙來降低血糖值。

血糖升降速度不要太快的話，其實不會有什麼大礙。但要是血糖快速上升，就會讓身體想急著降低血糖值，因而分泌出大量胰島素，進而導致血糖過度下降。血糖值的急速變化就會引發身體疲倦、想睡，反而讓脾氣變得暴躁等症狀。

平常吃太多的人要格外小心，要是長時間都處在血糖快速升降的狀態，就容易讓血糖快速上升，加大罹患糖尿病的風險。

長時間都處在「吃飽後就會想睡、疲倦、變得倦怠」狀態的人，血糖值可能會緩步上升。

戒除不好的習慣、惰性，聆聽身體的聲音是邁向真正健康的第一步

- 一天三餐是從小到大的習慣。
- 工作應酬去喝酒，看到桌上的食物沒想太多就吃下肚了。
- 家裡的剩菜跟聚餐的菜尾直接丟掉有點浪費，就熱來吃了。

有上述情況的人，請檢查一下自己的身體狀態。

是不是明明就沒食慾但還是硬叫自己吃？
明明就不覺得「肚子餓」，但還是把食物送入口中？
吃飽後，睡意、疲倦、倦怠的感覺不斷襲來？

飲食原本的涵義是「為了維持健康，適量攝取身體所需營養素」。

話雖如此，卻因習慣、沒想太多，就把身體其實不需要的東西送入口中，進而對身體造成傷害，這簡直是本末倒置。

內臟器官說不定正在哀求你讓他們休息。

特別是隨著年紀的增加，一天所需卡路里會逐年減少。因此，不只是飲食的品質，就連份量也應該要跟著調整。不對！應該說份量才是最需要調整的。

根本不需要執著於每天都要吃到三餐。

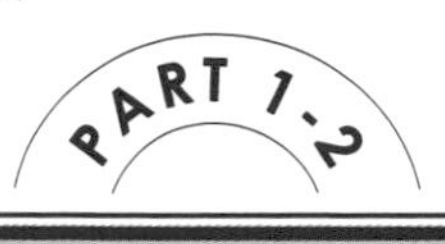

一天三餐會造成腸胃疲勞，引發身體不適

一天吃三餐，內臟就沒辦法好好休息

接下來，我想就「一天三餐」對身體所造成的傷害，進行進一步的說明。說到一天三餐的壞處，第一個會想到的就是「會讓包括腸胃等的內臟沒有時間休息。」

就人體而言，食物在胃部的停留時間（消化時間），平均是2～3小時。脂肪含量較高的，則需要4～5小時。

小腸則需要5～8小時分解來自胃部的消化物，並吸收八成的水分與營養素。大腸則要花15～20小時來吸收未被小腸吸收的水分。

一天吃三餐的話，早餐跟午餐間隔了4～5小時，午餐到晚餐則間隔6～7小時。前一餐吃的東西都還留在胃或小腸沒消化完，但這一餐的食物又送來。

這樣會讓腸胃沒時間休息，一天到晚都在消化，不斷累積疲勞。

更何況，消化液的分泌會隨著年紀的增長變差，腸胃功能也會逐漸退化。於是，就要花更多時間進行消化，腸胃也因此更容易感到疲倦。

胃部出現疲態，也會造成肌膚、髮質不好的影響

一刻不停歇地攝取三餐，導致腸胃出現疲態，就會引發身體各種不適。

首先，腸胃感到疲倦，造成消化功能衰退，就無法從食物中吸收到養分，導致身體陷入所需維生素、礦物質、微量元素不足的窘境，讓人容易感到疲勞、倦怠，也會讓肌膚、髮質失去彈性光澤。

另外，也容易造成「胃食道逆流」、「消化不良」、「食慾不振」。

「胃食道逆流」指的是食道與胃部接口處的肌力變弱，胃部入口處的賁門變得鬆弛，因而讓胃液逆流回食道這個現象。

「消化不良」則是因為胃部功能衰退，導致消化時間增加，拉長食物留在胃裡的時間。胃部消化功能一下降，就會讓人覺得「不太想吃東西」。

感覺自己「最近出現胃食道逆流、消化不良的次數增加」、「食慾沒以前好」的人，很有可能是因為胃部出現疲態，一定要讓胃多休息。

要是出現胃食道逆流、消化不良、食慾不振的頻率太過頻繁，拖久了可能會引發胃炎等疾病，甚至是身體早就出問題了也說不一定。若有上述情況，建議大家一定要去檢查。

腸道環境惡化會傷及全身

另一方面，腸子感到疲倦，導致功能衰退的話，消化不完的食物就會留在腸內進而腐敗，產生氨等有害物質。

腸道裡有以下三種腸內細菌：

- 幫助消化、維持身體健康的好菌。
- 造成腸內腐敗，引發疾病的壞菌。
- 身體出狀況就會變成壞菌的伺機菌。

身體健康時，好菌占優勢，但要是累積太多老廢物質、人體不需要的物質或是有害物質，就會造成腸道環境惡化，讓壞菌開始占上風。如此一來，就會造成腸子功能日益衰退的惡性循環，動不動就出現便祕或腹瀉等情況。

此外，年紀增加、胃部疲倦會讓胃液變少，消化不完全的食物進入腸道，就會打破腸內細菌的平衡，造成腸道環境惡化。

另外，腸道產生的有害物質還會隨著血液跑到全身上下。因此造成皮膚粗糙、嚴重體臭，有時候甚至會引發癌症等疾病。

腸子的功能不只有消化、吸收食物，將不需要的東西或老廢物質排泄出去，還具備「將想入侵人體的異物（病毒、毒素等）逐出體外，藉此保護人體」的「免疫功能」。

腸子功能衰退，腸道環境一變差，就很容易造成免疫力下降，引發感冒、肺炎等感染症、或是過敏症狀變得更嚴重、甚至致癌。

「飲食」其實是從食物入口後開始

一天三餐也會讓肝臟覺得疲累。

不對！肝臟的疲勞說不定更勝腸胃。

肝臟就跟腎臟一樣，常被稱為是「沉默的器官」。

平常幾乎感覺不到它的存在。

我們隨時會注意到腸胃的異狀，但只有在飲酒過量或肝臟出了問題之後，

才會來關心肝臟。

我想這樣的人應該不少吧。

不過，肝臟其實是能者多勞。

飯後，會在體內將吃下肚的養分轉換為所需能量、儲存多餘養分、處理食物所含的酒精、氨等毒素、分泌幫助脂肪消化吸收的膽汁……。

一肩扛起眾多任務的就是肝臟。

因此，用餐時間間隔太短，不斷將食物吃下肚，肝臟就必須整天全力運轉，逐漸展現出疲態。

疲倦會導致肝臟功能衰退，原本要在肝臟進行解毒的毒素、老廢物質就會留在體內，肝臟製作出的能量也會減少，讓身體動不動就覺得累。

此外，也可能再也無法品嘗到酒的美味、食慾變差，甚至有肝炎、脂肪肝、肝硬化甚至是肝臟癌等，引發肝臟疾病或障礙的疑慮。

我們常會將「吃」這個行為誤解為「把食物放進嘴巴裡」、「食物通過喉嚨後就結束了」。

但請大家不要忘記我們體內的內臟器官，其實正拼了命工作。

對身體來說，食物通過喉嚨後，才是「飲食」的重頭戲。

另外，**就像人需要休息，內臟也需要充裕的休息時間。**

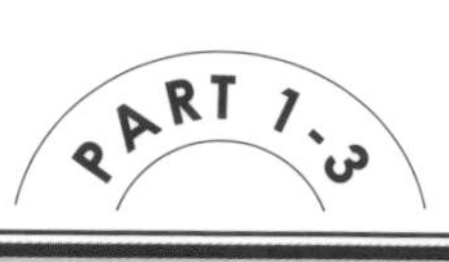

癌症、糖尿病、心肌梗塞、腦梗塞，年紀越大，「吃太多」的傷害就越大

一天三餐在不知不覺中就會變成「吃太多」

一天三餐的另一個弊端就是「容易造成吃太多」。

「固定時間吃飯」乍聽之下很健康，但「很難察覺自己吃太多」算是一大缺點。

身體的狀態隨時都會出現變化。

舉例來說，也會有「前一餐的熱量太高，身體不太需要能量」的時候。

這時候就等到真的覺得餓的時候，再來吃下一餐。但是，若養成固定時間吃飯的習慣，因而忽略「現在是不是肚子餓？」、「身體是否需要能量？」等問題，時間到就吃飯，經常會演變成「吃太多」的結果。

重點是胃具有伸縮性，會隨著吃下的份量脹大。

也就是說，平常就習慣吃太多的人，「胃被撐大」是很正常的，也因此讓他們不斷吃下超過「身體原本所需份量」的食物，所以，只要不是吃不下還硬塞，就很難發現自己其實吃太多。

吃太多也會傷害到基因、細胞

吃太多也會為人體帶來各式各樣的影響。

首先，吃的份量過多，就必須把時間和能量花在消化上，必然會造成腸胃或肝臟的負擔。

尤其是晚上吃太多的話，原本必須要休息的內臟，在你睡著的時候也得持續運作，因而造成睡眠品質下降。

另外，**吃太多也會增加體內的活性氧**。

活性氧擁有「讓東西氧化（生鏽）的能力」，藉此殺掉想入侵人體的病毒、異物，將其逐出體外。只不過，活性氧的攻勢也會傷害到人體（體內的基因、細胞）。

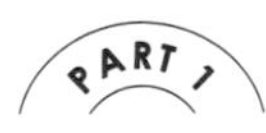

活性氧增加的原因包括壓力、紫外線、病毒或細菌、毒物等異物入侵人體、運動過度等等，吃太多也是其中之一。

活性氧的數量超過所需，就會造成細胞氧化，使其受到傷害。成為加速細胞老化，讓肌膚出現皺紋或斑點的原因，還會讓細胞出問題，進而引發癌症等各類疾病。

米飯或肉類吃太多，還會威脅到你的生命安全

除了上述問題外，從食物中獲得的養分，會透過血液運往全身。**但吃太多會讓血液中的養分過剩，讓血液、血管的狀態變得越來越糟。**

「吃太多的人」大多數都是攝取了過量的米飯、麵類、麵包、甜食等含過量「醣類」，或是肉類、油脂等含大量「脂肪」的食物。

詳細內容請容我後述，但若攝取過量的醣類或脂肪，就會造成血液中的中性脂肪或是名為「壞膽固醇」的低密度脂蛋白（LDL）大量增加，並附著在血管壁上。

中性脂肪或低密度脂蛋白一旦附著到血管壁上，血管就會變窄。

結果導致血液循環變差，容易引發下述情況：

- 養分無法運送到身體的每個角落，老廢物質也無法排出體外，就會讓人感到疲倦、手腳冰冷，皮膚也會變得很粗糙。
- 造成血管、心臟極大負擔，血壓也因此變高，進而導致動脈硬化，增加罹患腦梗塞、心肌梗塞、腦出血、心臟衰竭等疾病的風險。

另外，吃下太多含有過量醣類的食物，也會讓血糖值上升。

若持續維持這樣的狀態，罹患糖尿病的風險也會隨之增高。

脂肪細胞最可怕的就是會無限增大

除了上述兩點外，吃太多還有一個絕對不能忘記的壞處，就是「內臟脂肪」。

從食物中獲取到的醣類或脂肪，在人體內會有以下功用：

- 大腦、肌肉、內臟運作時的能量來源。
- 細胞的材料。

用不完剩下來的醣類、脂肪，因為總有一天還是得轉換成能量，所以會先儲存在肌肉或肝臟。

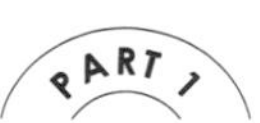

不過，由於肌肉、肝臟的空間有限，無法大量儲存這些醣類、脂肪。於是，身體就會將無法儲存在肌肉、肝臟的多餘能量，以一種聽起來很恐怖的方式來儲存。

就是將能量轉為中性脂肪儲存在脂肪細胞中。

雖然聽起來不是很理想，但這也是迫不得已的。

脂肪細胞富有彈性，儲存了中性脂肪後，體積就會膨脹到原本的幾倍大。這就是所謂的「長肉了」、「脂肪增加」的狀態。人體中的細胞容量可以無限擴張的，只有脂肪細胞。

另外，相關內容之後也會進行詳細解說。不過，肥大化的脂肪細胞會分泌出「腫瘤壞死因子－α（TNF－α）」或「白血球介素－6（IL－6）」等「壞荷爾蒙」，引發糖尿病、高血壓或慢性發炎等，進而增加罹癌風險。

順帶一提，脂肪可分為皮下脂肪與內臟脂肪兩大類。

皮下脂肪如字面所示，就是「附著在皮膚之下的脂肪」，緊緊包覆著全身上下。內臟脂肪則堆積在內臟周邊。

全身上下都有脂肪附著，圓潤體型的人，屬於皮下脂肪較多的類型。只有肚子凸出來的「代謝體型」，則是內臟脂肪較多的人。

另外，據說皮下脂肪較易附著在女性身上，內臟脂肪則是男性。

過量的脂肪會造成血液循環、淋巴系統惡化

我們很容易將脂肪視為「減肥大敵」、「健康之敵」，把它當成是壞東西。

但其實脂肪具有下述功能：

- 儲存能量。
- 維持體溫。
- 固定內臟位置。
- 成為保護人體免受外界刺激的緩衝墊。
- 荷爾蒙或膽汁的原料。
- 促進各類維生素的吸收。

雖然對人類來說不可或缺，但若增加太多，反而會為身體帶來各種各樣

的影響。

首先，隨著脂肪增加、體重上升，不只外表會出現變化，也會造成雙腳、腰部的負擔，容易痠痛。

而脖子周邊的脂肪一增加，就會壓迫到氣管，提高罹患睡眠呼吸中止症的可能性，也會變得淺眠。

除此之外，也會影響到血液循環、淋巴系統。

正常情況下，人類會透過血管來吸收從食物中獲取的營養，人體不需要的東西或老廢物質，也會透過血管或淋巴管排出體外。

問題是肥大化的脂肪會壓迫到血管或淋巴管，影響到血液或淋巴的流動，造成心臟的負擔，進而引發高血壓、心臟衰竭或水腫。到頭來，會增加心臟病的風險、導致全身器官運作出問題等，讓身體出現不適。

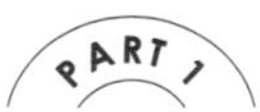

比皮下脂肪還糟糕，就是容易分泌壞荷爾蒙的內臟脂肪

另外，可能很少人知道，但脂肪細胞也身兼分泌各種荷爾蒙，以此來調節身體機能的任務。

一般來說，會分泌以下三種對身體有益的荷爾蒙（好荷爾蒙）：

- 女性荷爾蒙中的「雌激素」。
- 抑制食慾、增加能量消耗的「瘦體素」。
- 修復受傷血管、燃燒醣類或脂肪、抑制腫瘤增生的「脂聯素」。

但要是脂肪變大，就會打亂荷爾蒙的分泌機制，好荷爾蒙的分泌就會變少。取而代之的是：

・造成血糖值上升，增加罹患糖尿病風險的「腫瘤壞死因子F－α（TNF－α）」。

・引發慢性發炎、成為罹患癌症、糖尿病、風濕主因的「白血球介素－6（IL－6）」。

・造成血栓（血管內形成的血塊）不易溶解的「第一型胞漿素原活化抑制蛋白（PAI－1）」。

上述這些會對身體造成不良影響的「壞荷爾蒙」就會大量分泌。

換句話說，吃太多讓脂肪過度增加，促使壞荷爾蒙大量分泌，就容易導致：

- **受傷的血管無法修復。**
- **血栓無法溶解。**
- **腫瘤增生。**
- **血糖值上升。**

提高糖尿病、腦出血、腦梗塞或心肌梗塞、癌症等疾病的發病風險。

相關研究也顯示內臟脂肪比皮下脂肪更容易分泌壞荷爾蒙。

這也是為什麼代謝體型的人比圓潤體型的人更容易罹患生活習慣病的關鍵。

年紀越大，吃太多的傷害就越大

因此，一天三餐的飲食習慣以及吃太多，會給身體帶來大大小小的傷害。

而這些傷害會因為：

- 代謝功能下降，就算吃的量不變，卻很容易變成「吃太多」。
- 細胞老化讓體內各器官、血管變得很脆弱。

因此，隨著年紀的增長，對身體的傷害也會變大。

那麼我們到底該如何改善飲食的次數跟內容呢？

要怎麼做才能防止吃太多帶來的傷害呢？

・得好好計算卡路里。

・得認真思考可以吃的東西跟不可以吃的東西。

應該有人會思考這些問題，但根本不用想得太複雜。

其實還有更簡單的方法，輕鬆就能保護自己免受吃太多的傷害，常保健康、青春永駐。

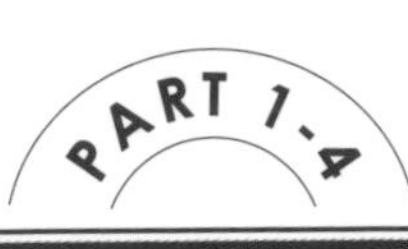

美國最新研究證實「空腹」正是長壽與健康的關鍵

美國研究證實的「空腹」效果

保護自己免受吃太多的傷害，常保健康、青春永駐最簡單的方法就是——**「打造不吃東西的時間（空腹狀態）」**。

美國醫學界近年掀起了「空腹（斷食）與健康」的研究風潮，針對此主題發表了多篇論文。

雖然學界早已證實「只要控制熱量攝取，就能遠離各種疾病，進而延長壽命」。

不過，這些論文則清楚表述**斷食不只能減少體重、體脂肪，還能有效預防以下疾病：**

- **糖尿病。**
- **惡性腫瘤（癌症）。**
- **心血管疾病（心肌梗塞、狹心症等）。**
- **神經退化性疾病（阿茲海默症、帕金森氏症等）。**

「空腹」、「斷食」的門檻並不高

可能有些人看到「空腹」、「斷食」就會浮現「聽起來就很痛苦」的想法，或是「我怎麼有辦法斷食？」的抗拒感。

不過，我提倡的飲食方式跟坊間的「斷食」截然不同。因為我的方法不需要勉強自己，能讓每個人都能一邊吃自己喜歡的東西，一邊享受「空腹」帶來的驚人效果。

聽到「斷食」，大家可能會聯想到那些瘦到皮包骨的修行僧。

不過，我想請大家先把這些想法擱在一旁。

不知道大家有沒有以下這些經驗？

・忙著工作、家事或育兒，根本沒時間吃飯。一整天下來幾乎什麼都沒吃。

・沉迷在自己的興趣當中，彷彿忘了時間流逝，好幾個小時都沒吃東西。

・放假幾乎都窩在被窩裡。一回神發現自己最後一次進食是昨天晚上。

就我的角度來看，這些都算是名符其實的「斷食」。

根本不需要做到「拚命安撫餓到咕嚕咕嚕叫的肚皮，一整天或是好幾天只靠喝水過活」這麼辛苦。

・給腸胃、肝臟等內臟器官休息的時間。

・促進燃燒、減少脂肪。

・改善血液狀態。

像這樣，盡可能不要勉強自己，規劃一段空腹時間，才是最重要的。

透過睡眠時間8小時＋8小時（相當於半天）斷食，就能享受到最大效果！

具體來說，要有多長的空腹時間呢？

目前坊間可以看到各式各樣的「斷食」資訊。

因為斷食時間或斷食期間能吃的東西各有不同，或許有人會想說「我到底要相信誰？」。

身為醫師的我研究過無數篇與「斷食」有關的論文，也參與了為控制血糖所苦的糖尿病患者的治療工作。

更重要的是我也親身體驗「斷食」過程，用心觀察其效果，藉此思考如何讓大家享受到「空腹」的最大效果。

最後得到了「只要擁有16個小時以上的空腹時間，就能獲得最大效果」的結論。換句話說，就是白天清醒時間的一半，半天斷食。

或許有人會認為「16個小時很長」，但只要配合睡眠時間做最好的規劃，就能輕鬆執行。

以「一天睡8小時」的人為例，只要再斷食8小時就好。「週末都會不小心睡到10～12小時」的人，就只要4～6小時不進食，就能達到斷食16個小時的目標。

聽完之後是不是覺得「半天斷食」自己也做得到啊？

要是覺得「一開始就要16個小時」、「平日難度有點高」，就從自己能力所及的範圍開始，就算週末才想挑戰也沒關係。

「空腹」會激發人類原有的生命力。最新研究證實的「細胞自噬」奇蹟！

之所以堅持「16個小時」是有原因的。

首先，最後一次進食後約10小時，儲存在肝臟的肝醣就會消失，脂肪也已分解完畢，轉化為能量。

而16個小時後，就會啟動體內的**「細胞自噬」機制**。

先來簡單解釋一下「細胞自噬」機制這個對大家來說有點陌生卻又非常重要的名詞吧。

我們的身體裡約有60兆個細胞，而這些細胞都是由蛋白質所組成的。

日常生活中，這些老舊、故障的蛋白質多半都會被排出體外，排不出去的就會堆積在細胞裡，造成細胞老化，引發身體各種不適或疾病。

另一方面，我們平常都會從食物中攝取養分，製造身體所需蛋白質。

若因某些原因導致這些養分進不來，身體為了生存就會想辦法用「身體裡有的東西」來製造蛋白質。

於是開始收集細胞裡老舊、故障的蛋白質，並加以分解，再用這些來製造出全新的蛋白質。

每顆細胞裡都有為數眾多（一顆細胞有數百到數千個）名為「粒線體」的小器官。

粒線體會進行有氧呼吸，並將食物中取出的養分與來自呼吸的氧氣轉化為「三磷酸腺苷（ATP）」，提供細胞活動所需能量。

細胞裡活力十足的全新粒線體越多，就能獲得越多能量，讓人青春永駐、常保健康。另外也能透過「細胞自噬」機制，讓粒線體重獲新生。

換句話說，「細胞自噬」就是讓老舊細胞在人體內重獲新生的機制。

細胞重生後，就能將體內不需要的東西或老廢物質一掃而空，活化細胞、組織、器官的機能，打造出不會動不動就生病的年輕肉體。

另外，「細胞自噬」機制也能分解、淨化侵入細胞的病原體，是想維持健康時不可或缺的機制。

空腹是讓細胞重生的開關

只不過，「細胞自噬」機制有個特徵。

從食物中攝取到足夠養分時，「細胞自噬」機制就不太會認真工作。

這是因為「細胞自噬」作用是為了讓身體或細胞在承受巨大壓力時，也能好好活下來，而在體內產生的機制。唯有細胞處於飢餓或缺氧狀態時，「細胞自噬」機制才會大顯身手。

具體來說，距離最後一餐超過16個小時，「細胞自噬」機制才會開始活躍。

這就表示要是沒有空腹時間，「細胞自噬」機制就不會發揮作用讓細胞重生。

相反地，要是一周一次也好，加上睡眠時間後，有幾個小時的「不吃東西」時間，除了能「讓內臟休息」、「減少脂肪」、「改善血液狀態」，還能享受到透過「細胞自噬」機制，讓細胞重獲新生的效果。

東京工業大學的大隅良典名譽教授更在二〇一六年時，以「細胞自噬」機制（Autophagy）相關研究榮獲諾貝爾生物醫學獎。

「細胞自噬」機制可以說是現今全世界最受矚目的研究。

「空腹」是要修復一天三餐的飲食習慣、吃太多所造成的傷害，讓身體從內而外開始復甦。

因此，空腹可以說是最強良藥。

PART2則要介紹無須勉強就能達到「空腹」效果的具體方式。

PART 2

無須勉強就能達到「空腹」效果，讓身體重生的飲食方式

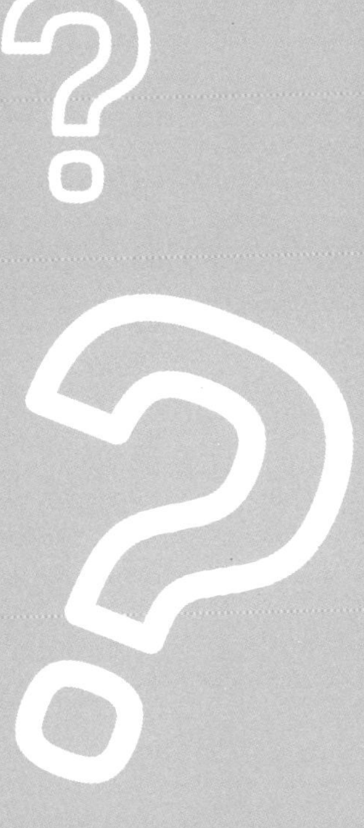

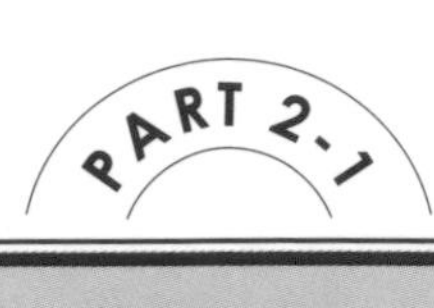

透過睡眠8小時＋8小時（相當於半天）空腹，身體就會有奇蹟

只有一個原則，徹底執行「睡眠8小時＋空腹8小時」

讓內臟休息，燃燒脂肪，改善血液循環，透過「細胞自噬」機制讓細胞重生。

藉此讓身體重開機，身心靈都變得健康又年輕。

PART2就傳授大家該如何執行這好處多多的飲食方式。

這個飲食方式沒有「一天必須攝取〇個品項」、「不可以吃〇或△」這

類零碎又麻煩的規則。

只有一個大原則。

加上睡眠時間後，一天只要執行幾個小時。

換句話說，就是將白天清醒時間的一半，

規劃成什麼都不吃的時間（空腹時間）。

水分的攝取則沒有任何限制。

睡眠時間跟白天清醒時「不吃東西的時間」，合計連續超過10個小時，

就會開始分解脂肪。**超過16個小時，就會出現「細胞自噬」機制。**

以每天睡8小時的人為例，只要再加上8小時，不吃任何東西，就能達到連續16個小時斷食的目標。

平均將其分配在睡眠時間前後的話，若睡前4小時，起床後4小時都不吃東西，目標就達成了。

最理想的狀態當然是每天都給自己一段空腹時間，但考量到工作、家庭狀況，或許有些窒礙難行。

若遇到上述狀況，一週一次或是等到週末再執行也無所謂，這樣應該也能充分體會到身體機能重開機的效果。

吃東西時，「要吃什麼？」、「想吃多少？」都可自由選擇！

剛開始時，可能會有「突然叫我4個小時不吃東西很痛苦」、「起床後，肚子真的會很餓」的人，若遇到這種情況，不管是2小時或3小時都可以，就從自己做得到的範圍開始吧！

身體總有一天會習慣空腹的。

另外，或許有些人會遇到「空腹這段期間，就是會肚子餓」、「肚子餓就無法專心，進而影響到工作」的狀況。

就算是空腹時間，只要手邊有堅果類食物，想吃多少都沒有限制。

空腹時間可以吃的東西，之後會再進一步介紹。

8小時飲食法的原則就是，

除了空腹時間外，基本上想吃什麼都可以。

剛開始執行時，也會有人只要空腹時間一結束，就會想大口吃米飯、麵類、麵包等高醣主食、甜食或是牛肉，不過，等到身體適應，鍛鍊出「空腹力」之後，就能慢慢戒掉上述「報復性飲食」的習慣。

以上就是半天斷食的「飲食規則」。

聽完之後感覺如何啊？只要簡單一個步驟，就能讓身體機能重開機，再次找回健康與年輕的話，會不會想要試試看呢？

PART 2-2

身體在空腹時會出現什麼樣的奇蹟？

讓內臟功能再次復活，保護身體免受活性氧的侵害
——「空腹」的奇蹟①

接著就來跟大家介紹這個飲食法會帶來什麼樣的效果？身體會出現哪些變化？

擁有一段完整的空腹時間，能讓內臟的運行變得更靈活。

就像在 PART1 提到的，一天吃三餐、吃太多的話，身體還在消化前一餐的食物，但這一餐吃的東西又吃下肚。如此一來會讓內臟沒時間休息，越來越疲勞。

這會讓腸胃、肝臟等器官的運作變得遲鈍，可能就會引起「無法確實吸收到養分」、「老廢物質無法排出體外」的情況。

腸道環境惡化也會降低免疫力，讓人感到身體不適，動不動就生病。

不過，就算一週只有一天，但只要擁有完整的空腹時間，就能讓內臟獲得充分的休息。如此一來，就能消除內臟的疲倦，讓身體重新開機，並且改善腹瀉、便祕、過敏或身體不適等症狀。

除此之外，空腹會帶來短暫的營養不良，據說這能讓消除活性氧的抗氧化酵素大量增生，**減少活性氧的數量**。

藉此有效預防活性氧所造成的細胞老化或疾病等問題。

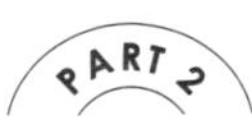

藉由分解脂肪、改善血液循環，告別生活習慣病——「空腹」的奇蹟②

「空腹」帶來的奇蹟，當然不只上述一點。

距離最後進食超過10個小時，**體內就會開始分解脂肪**。

我們從食物中攝取的醣類，會在腸管進行消化、吸收，再隨著血液送到肝臟，接著再運送到全身上下。

醣類是大腦、肌肉、內臟等運作時的能量來源。

剩餘的醣類有部分會轉為肝醣儲存在肌肉或肝臟中，處理不完的醣類則會變成脂肪，儲存在脂肪細胞中。

很長一段時間沒吃東西，人體就無法從外部補充醣類。這時候，身體就會使用儲存在肝臟的肝醣，製造出所需能量。

不過，只要空腹超過10個小時，儲存在肝臟的肝醣就會耗盡。接下來，身體就會開始分解脂肪，將其轉換為能量。

因此，只要空腹時間越長，就能分解更多體內多餘的脂肪。

尤其是內臟脂肪具有比皮下脂肪更容易被分解的特徵。

脂肪被分解掉之後，血液中的脂質也會隨之減少。這會讓原本受到壓迫的血管獲得解放。據說只要打造出總計12～24小時的空腹時間，血液中的醣類也會下降20％。

血液、血管狀態獲得改善後，血液循環就會跟著變好。如此一來，就能緩解高血壓或血液循環不良所帶來的不適。

內臟脂肪或血管障礙是引發癌症、糖尿病、動脈硬化、心臟疾病或腦血管疾病等生活習慣病的一大主因。可以透過打造空腹時間，來大幅降低罹患這些疾病的風險。

透過「細胞自噬」機制獲得年輕健康的身體
——「空腹」的奇蹟③

不過，說到底空腹為身體帶來的最大好處，還是「細胞自噬」機制。

我在前面已經說過，細胞自噬是去除細胞內的老舊蛋白質，打造出全新蛋白質來取而代之的機制。

換句話說，就是讓細胞從內而外煥然一新。

因此，**「細胞自噬」機制不但具有預防癌症、糖尿病等生活習慣病、阿茲海默症、感染症等的效果，還具有能有效預防皮膚或肌肉老化的效果。**

老舊粒線體不只製造出的能量變少，還會產生大量的活性氧。但只要透過「細胞自噬」機制重獲新生，就能產出更多能量，藉此降低活性氧的數量。

除了維持健康與常保年輕外，「細胞自噬」機制為人體帶來的恩惠其實不勝枚舉。

此外，擁有空腹時間據說還能增加名為「酮體」的代謝產物。

酮體是分解人體內的中性脂肪、肌肉時，所產生的能量。酮體能保護神經細胞，不受到活性氧、發炎的侵害。

因此，酮體也稱得上是空腹的好處之一。

PART 2-3

善用睡眠時間，就能輕鬆打造空腹時間

設定包含睡眠時間在內的空腹時間

本節則是要具體說明如何規劃「空腹時間」。

首先是時間點，可以的話，

請將睡眠時間的前後時段也排入空腹時間。

這麼做就能讓你輕鬆擁有完整的空腹時間。

日本總務省二〇一六年的調查顯示，日本人（10歲以上）的平均睡眠時間為7小時42分。

（註：根據調查，台灣40歲以上國人平均睡眠低於7小時。）

雖然每個人的狀況略有不同，但大家每天的睡眠時間應該有6～8小時吧。

沒有人會一邊睡覺一邊吃東西，睡著的時候也不會覺得肚子餓。

不過，當我們睡著時，大腦及體內的細胞、組織仍持續運作，進行能量消耗、新陳代謝等行為。

因此，**只要善用睡眠時間，就能在沒有任何「肚子餓」、「想吃東西」念頭的情況下，讓身體處於飢餓狀態。**

16個小時的空腹時間中，有6～8個小時都在睡覺，那麼「清醒時，不吃東西的時間」就只需要8～10個小時。

時間設定盡可能配合晝夜節律

晚上不吃東西也符合晝夜節律的原則。

晝夜節律就是俗稱的「生理時鐘」，生物與生俱來的生活節奏。我們體內大部分的細胞都有所謂的生理時鐘，而且據說是出名為「時鐘基因組」的基因所控制的。

我們的生活節奏，基本上是遵從「日出而作，日落而息」的地球自轉週期。

白天占優勢的交感神經會讓我們的體溫上升，分泌出讓大腦、身體緊張興奮的腎上腺素或是被歸類為抗壓荷爾蒙的皮質醇，讓身體處於「活動模式」。一到晚上，負責主導的副交感神經就會讓體溫下降，分泌出幫助睡眠的褪黑激素或是成長荷爾蒙，讓身體切換「休息模式」。

因此，在活動量大、消耗較多能量的白天進食，進入休息狀態的晚上，就不吃東西，與原本的生物規律是一致的。

問題是餓過頭的話，反而會讓人在意到睡不著。相反地，要是一吃飽就上床睡覺的話，很容易造成消化不良、淺眠，或是因為胃酸倒流，進而引發逆流性食道炎。

因此，大家可以用**「吃完晚飯後2～4時就上床睡覺，睡滿6～8小時後，超過5小時再進食」**，做為參考，將吃東西的時間平均分配在睡眠時間前後。

第102頁開始，會介紹更詳實具體的時間表。歡迎大家隨時參考。

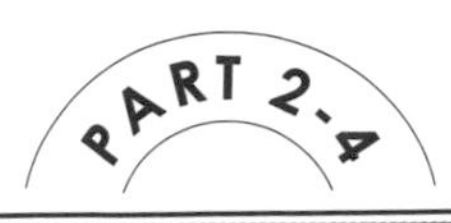

想吃東西就別忍，吃點堅果來果腹

借助堅果類的力量，鍛鍊「空腹力」

或許有人會想說：「起床後過了4～5個小時，應該會餓到很難受吧。」、「這樣不就沒辦法專心工作了嗎？」

尤其是剛開始時，只要肚子稍微有點餓，就會想找東西來吃。

這時候該怎麼辦才好呢？

一味忍耐也不是辦法，因此我推薦**可以吃堅果類食品（盡量挑選無調味的烘烤類堅果）**。

堅果類是古代人的主食。沒有任何調味的烘烤堅果，不但低醣、鹽分少，又含有優質脂肪。

避免血糖急速上升的同時，少量就能輕鬆獲得飽足感為其特徵。

除此之外，近年堅果類因「內含現代人容易缺乏的維生素、礦物質、膳食纖維等均衡的營養素」、「對健康、美容的好處多多」而備受矚目。

舉例來說，像杏仁就富含了膳食纖維、鐵質，以及可抗氧化的維他命E。

開心果、核桃、腰果、夏威夷果、榛果等，除了含有膳食纖維、維他命

E外，還能抑制身體的慢性發炎。另外，還包括有效預防生活習慣病的不飽和脂肪酸、幫助脂肪燃燒的維他命B2、鋅、鈣、鎂等。

更令人感到驚訝的是，堅果裡富含的不飽和脂肪酸，能活化「細胞自噬」機制。雖然還處於研究階段，但已逐漸獲得證實。

少量攝取堅果類，就能緩解空腹感，吃起來份量剛剛好，還能提供人體所需以及對健康、美容皆有益的營養，可以說是這套飲食法中最值得信賴的夥伴。

種類多元的堅果組合包，讓人不只能品嘗到各種滋味，還能一次攝取到眾多營養成分。

雖然有人會說：「高熱量、高脂肪的堅果類食物，千萬不要吃太多。」但在我這套飲食法中，不需要太過在意。

畢竟，在具備「空腹力」之前，吃堅果只是暫時性的，長期來說並不會有吃太多的問題。

在習慣「長時間不吃東西」前，會很在意「肚子餓」這件事，讓人無法專心工作。

這時候只要吃點堅果，就能輕鬆消除空腹感。

借助堅果類的力量來鍛鍊空腹力。

最後，在空腹時間的過程中，應該就不會再出現餓到無法忍受的空腹感了。

不喜歡吃堅果的人，可以改成沙拉、起司或含糖飲料

不愛吃堅果或吃堅果會過敏的人，空腹時間可以補充下述食物來墊個肚子。

- **生菜沙拉。**
- **起司。**
- **優格。**

只要不是米飯、麵類、麵包、肉這些「塊狀食物」都無所謂。

除此之外，在培養空腹力的短暫過渡期，也可以喝罐裝咖啡，或是可樂這類含糖飲料。

不過，可以的話，建議大家選擇添加人工甜味劑的零卡飲料。

因為零卡飲料不會讓血糖上升。

不過，長期攝取人工甜味劑，會導致腸道環境惡化，妨礙胰島素的運作，引發慢性發炎，讓體重直線上升。

因此，要盡量避免長期攝取。

應該也會有人剛開始執行沒多久，因為憋太久就在「可以吃東西的時間」暴飲暴食。

不過，只要習慣了「長時間不吃東西」的生活（具備了空腹力），就能打造出「餓到受不了時就吃個堅果，可以吃東西的時候，也不會暴飲暴食」的體質。

在那之前，就以「盡量幫自己規劃出一段空腹時間」為目標吧！

最重要的是**盡力而為，持之以恆**。

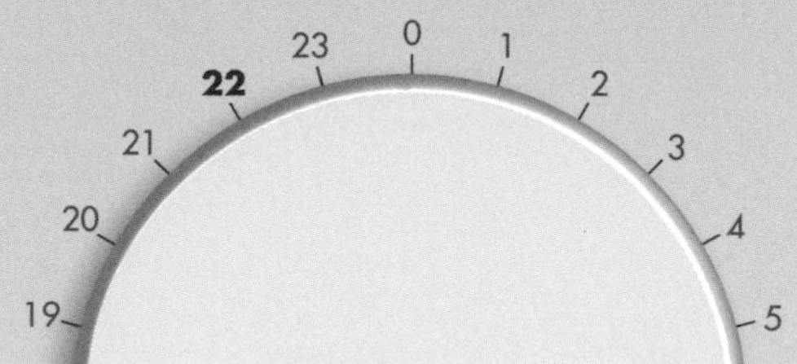

空腹時間表

【第 1 類】
推薦給可以**儘早吃晚餐**的人

▲請參考第 104 ～ 105 頁

【第 2 類】
適合**較晚吃晚餐**的人

▲請參考第 106 ～ 107 頁

推薦給**退休族群**的時間表

▲請參考第 108 ～ 109 頁

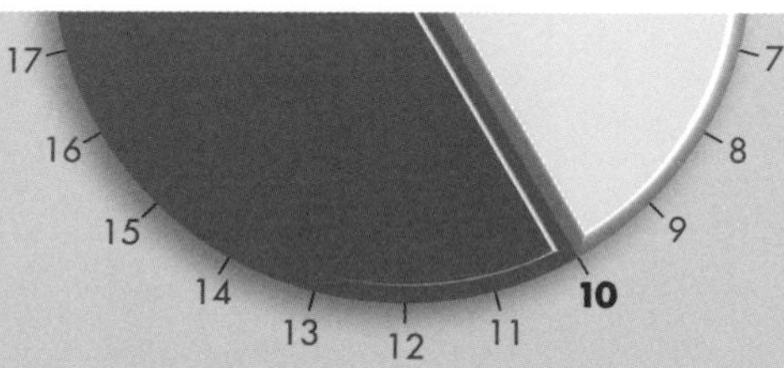

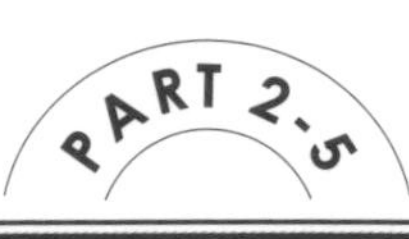

「空腹時間」要訂在何時？依個人生活模式制定的執行時間表

方便執行的時間區段因人而異

就算告訴大家「要規劃超過16個小時的空腹時間」，但每個人的生活作息不同，方便執行的時間表也因人而異。

就像前面提到的，將睡眠時間列入，是最輕鬆的方法。也符合人類的晝夜節律，所以是最理想的。

不過，應該也有人是「只要早餐跟晚餐有吃飽，午餐不吃也沒差」。

因此，我會在本節介紹「夜晚的空腹時間」、「白天的空腹時間」兩種不同的時間表。

大家可以思考哪個時間表比較適合自己，執行起來難度不會太高，再配合自己的生活作息來加以應用。

【第1類　夜晚空腹　時間】

時間表：

6點左右：起床（這段期間要是覺得餓，可以吃點堅果）

10點左右：早餐（這段期間可以挑自己喜歡的東西吃）

18點左右：晚餐

22點左右：就寢

不吃東西的時間：18點～隔天早上10點

適用此時間表的族群：

- 65歲以上的長者或家庭主婦。
- 希望覺得肚子餓的時間越短越好的人。
- 晚餐時間較早的人。

此時間表的優點或注意事項：

・配合人類的晝夜節律，為身體帶來的負擔較小。因此，更能提高抗老化或是疾病的預防效果。

・因睡眠時間也包含在空腹時間內，執行起來更輕鬆。

【第 1 類】
推薦給可以儘早吃晚餐的人

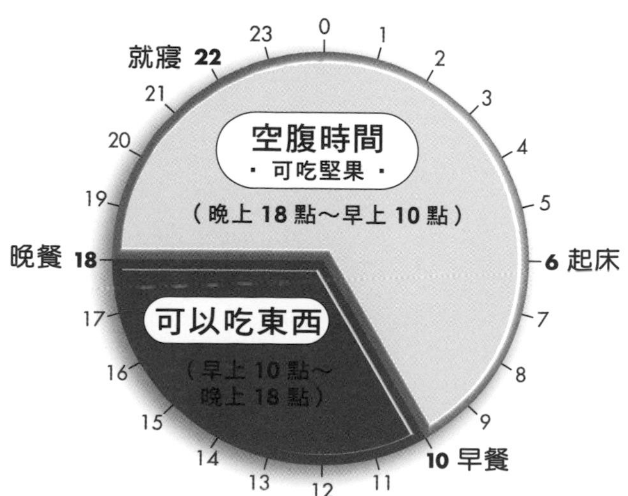

【第2類　白天空腹　時間】

時間表：

6點左右：起床、早餐（這段期間要是覺得餓，可以吃點堅果）

22點左右：晚餐

0點左右：就寢

不吃東西的時間：6點～22點

適用此時間表的族群：

- 不吃早餐，會影響到上午工作的人。
- 常常加班，三更半夜才吃晚餐的人
- 只要專心做一件事，如工作時，就不太會餓的人等等。

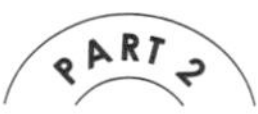

此時間表的優點或注意事項：

・沒吃午餐就不會想睡覺，工作效率變更好。另外，午餐時間拿來工作，還能省下午餐錢。

・早餐可吃可不吃，但要是吃飯、麵類或麵包的話，會增加白天的空腹感。因此，想吃早餐的話，盡可能選擇沙拉、蛋類、肉、魚等以蛋白質為主的餐點。

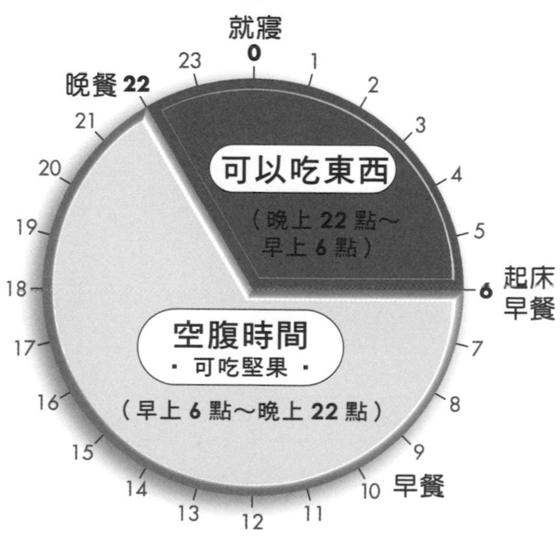

【退休族群　時間】

退休族群等上午的生活步調較為悠閒的族群，可以參考第1類，來設計專屬時間表。或者可參考以下規劃。

早上9點起床，下午5點前，可以在自己喜歡的時間點，吃自己喜歡的東西。

下午5點到隔天早上9點的16個小時不吃任何東西（餓到受不了的話，就吃點堅果）。

推薦給退休族群的時間表

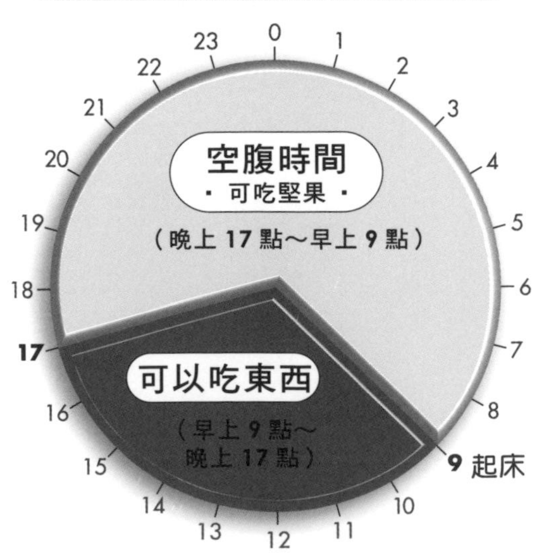

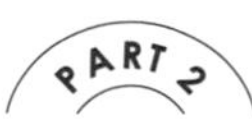

另外，因工作之故，可能會遇到「正在執行第2類的白天空腹時間表，但因為有午餐會議，不得不跟著大家一起吃午餐」、「正在執行第1類的夜晚空腹時間表，但晚上要聚餐」等情況。

遇到上述情況時，可以隨時進行滾動式調整。比方說「雖然平常都是第2類，但最近都有午餐會議，就暫時改成第1類吧」、「平常都是第1類，但因為年底尾牙餐會較多，就改成第2類吧」。

1～2個小時內都屬於誤差範圍，「不管怎麼調整，平日要空腹16個小時有難度」的人，可以參考下一頁提到的週末時間表。

千萬不要硬逼自己「每天都要有16個小時的空腹時間」，量力而為，持之以恆才是最重要的。

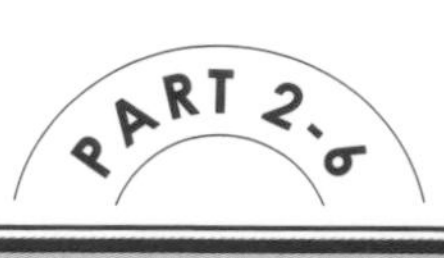

週末是「讓身體重開機的最佳時機」

每天執行有難度的話，一周一天也可以。

前面已經解釋完「規劃一天16個小時空腹時間」飲食法的執行方式，但還想告訴大家一個重點。

週末是「讓身體重開機的最佳時機」。

尤其是「週末常常睡到快中午」的人，是最適合使用「週末重開機」的族群。

我想應該有些人「工作應酬多，平日很難規劃出較長的空腹時間」吧，或者剛開始執行這項飲食法的人，或許會遇到「工作時，肚子一餓就會分心」的困擾。

這類人可以先在週末執行「不吃東西的16個小時」。

比方說，前一天晚上8點吃晚餐，12點左右上床睡覺後，直接睡到隔天中午。

只要這麼做，就能達到空腹16個小時的目標。

比起平日的空腹時間，大家不覺得週末的空腹時間更輕鬆嗎？

只不過，可能有人會懷疑「一週只做一次，真的會有效嗎？」

當然要是每天執行的話，速度會更快、效果會更好。不過，一週就算只有一天，但只要徹底執行的話，脂肪還是會被分解，也會啟動「細胞自噬」機制。

「累積了一個星期，因為吃太多讓身體受到的傷害」，就可以在週末進行修復。一開始，就用這樣的心態，輕鬆執行週末的重開機計畫吧！

與其勉強自己「每天都要執行空腹時間」，在能力所及範圍內持之以恆才是最重要的。

平日可以執行的人，不妨來挑戰「空腹24小時」

覺得可以把時間拉長的人，不妨省下一頓午餐或晚餐，來挑戰「空腹24小時」吧！

一週一次「整天不吃東西」的話，就能大幅提升空腹飲食法的效果。空腹時間越長，就越能促進脂肪的分解，也能讓「細胞自噬」機制變得更加活躍。

我在「前言」也有提到，我平常的空腹時間約13～14個小時，假日則會執行「空腹24小時」。

那是一種「只是少吃一餐」、「等我回過神來，發現自己24小時什麼都沒吃」的感覺，完全不覺得「痛苦」、「難過」。

但是，千萬不能因為「比想像得輕鬆」，就把「空腹時間」拉長超過24小時。

斷食超過24小時，對身體的負擔很大。依個人判斷擅自執行，是很危險的一件事。

真的想挑戰的話，請務必諮詢並遵守專業醫師的指示。

PART 2-7

流失的肌肉，就靠簡單的肌力訓練補回來

極致飲食法的缺點就是會掉肌肉

針對這個飲食法，最後有個不能不提醒大家的重點。

就是執行這個飲食法時，

一定要與簡單的肌力訓練並行。

開始執行「空腹時間」飲食法後，一天攝取的總卡路里變少，體重就會跟著下降。

此時，不只會分解內臟脂肪，連人體所需肌肉也會開始流失。

這是因為人體一旦無法從外部（食物）獲取能量，不只會燃燒脂肪，甚至會燃燒肌肉，將其轉換為能量。

肌肉量一掉，基礎代謝率也會跟著降，讓人變成易胖體質。

尤其是對長者來說，很可能連要把身體撐起來都變得困難，這是很危險的。

原本打造空腹時間是為了身體健康，這樣反而造成反效果。

不是什麼特別的肌力訓練，日常生活也能輕鬆完成的小運動

雖然說是「肌力訓練」但也不需要做什麼特別的動作。「**上下樓梯**」、「**伏地挺身、仰臥起坐、深蹲，能做幾下就做幾下**」，這些就夠了。

我自己也是飲食法與肌力訓練雙管齊下，每天同時進行。內容也只有「早上做伏地挺身跟仰臥起坐，累了就休息」。

過度的運動也是導致活性氧大量生成的原因。

所以，**一定要隨時提醒自己「千萬不要勉強」**。

體重60公斤的人，只要緩慢上下樓梯20分鐘，就能消耗一〇〇大卡左右的熱量，就跟體重60公斤的人慢跑12分鐘的效果差不多。

上下樓梯是平常隨時隨地都能進行的有氧運動。

經驗談1

中性脂肪大幅降低，脂肪肝獲得改善！

（50多歲、男性、上班族）

之所以來到青木醫生的診所，是因為公司健檢發現我有脂肪肝，必須想辦法加以改善。

補充一下，我的中性脂肪是338mg／dl，肝指數GOT跟GPT分別是37 IU／I、62 IU／I，壞膽固醇是135mg／dl，全都與標準值相去甚遠，甚至還罹患了睡眠呼吸中止症。

青木醫生建議我可以執行「空腹時間」飲食法，平日從早上7點半到晚上10點之間的14～15個小時，週末只要一天，從晚上10點到隔天下午2點的16個小時（覺得身體狀況不錯的話，會連午餐都省下來，直接空腹20～24小時），藉此展開了我空腹生活。

因為我喜歡小酌幾杯，夜晚一定少不了酒精跟下酒菜。白天不吃東西，也不會覺得太痛苦。

有時候，下午3點會覺得有點餓。但公司也沒東西可以吃，忍著忍著空腹感就消失了。

1年後出現驚人效果。

GOT跟GPT分別降到24IU／I、31IU／I，跟標準值相去不遠，脂肪肝也獲得改善。壞膽固醇也來到101mg／dl。

最重要的是體重掉了7公斤，中性脂肪也大幅降至207mg／dl。

一直以來，常有一吃飽飯，就會有巨大的睡意或倦怠感襲來的情況。執行「空腹時間」飲食法後，這些困擾一掃而空。大腦迴路變得清晰，工作時的專注力也提升不少。

今後也會在能力所及的範圍內，慢慢延長空腹時間。

經驗談 2

三個月就讓血壓降到低於標準值，也解決了頑固性便祕問題！

（60多歲、女性、家庭主婦）

診所開幕至今，我一直受到青木醫生的照顧。只要有任何跟健康有關的疑問，青木醫生都會細心講解。

我長年來的煩惱就是「胖」。

身高只有155公分，但體重卻高達78公斤。收縮壓135mmHg，也超過了標準值（130mmHg）。

一直都有「無論如何都要瘦下來」想法的我，某次聽醫生說：「給自己一段不吃東西的時間，4個月腰圍就少了8公分。」而萌生挑戰看看的念頭。

一開始「不吃東西時間」設定在平日晚上9點到隔天早上9點的12個小時，以及星期六晚上9點到星期天晚上9點的24個小時。

原本以為愛吃東西的我，執行起來會很痛苦。沒想到平日的12小時輕輕鬆鬆就過關，週末的24小時也靠著堅果、沙拉等達成目標。

3個月後，我減了4公斤，體重來到74公斤。收縮壓也降到低於標準值的121mmHg，壞膽固醇的數值也改善不少。還順帶解決了長期困擾我的頑固性便祕問題，老公、小孩都說我「比以前更有精神」、「年輕不少」。

今後，我也會以打造出結實健康的身體為目標，繼續執行這個飲食法。

一吃飽飯就想睡覺的人千萬要小心

PART 3

「醣類」帶來的毒素，就靠「空腹」藥到病除！

PART 3-1

白米、麵包、加工食品，傷害了現代人的身體

就算正常吃，現代人醣類攝取還是過量

PART1提到一天三餐、吃太多的壞處，PART2則是傳授了重新找回健康年輕身體的具體飲食法。

PART3想稍微轉個方向，來跟大家聊聊「醣類」。拉長空腹時間的飲食方式，能有效改善因「攝取過量醣類」（醣類過多）引發的各種疾病及身體不適。

多年來，我以醫師的身分接觸到許多糖尿病患者。

讓我最感痛心的，就是現代人大多都有「醣類過多」的問題，也因此給身體帶來大大小小的傷害。

舉個例子，不知道大家有沒有過這樣的經驗？

「常靠丼類、麵類、麵包來填飽肚子，但一吃飽就會想睡，覺得煩躁。」

「吃飽沒多久又餓了。」

「經常感到疲倦，提不起勁。」

若有上述現象，或許就是受到醣類過多的影響。

一碗米飯的含醣量相當於17根棒棒糖

醣類是碳水化合物的一部分，米飯、麵類、麵包、甜食等都含有大量醣類。

大家知道一碗米飯（約150克）含有多少醣類嗎？

答案是50克左右。

等同於17根3克的棒棒糖。

若點的是丼類、咖哩飯的話，攝取到的醣類量則會高達1.5～2倍。

一碗高湯烏龍麵（約250克）所含的醣類約60克。

同樣換算成棒棒糖的話，相當於20根的含醣量。

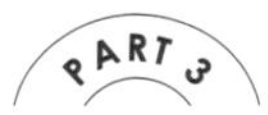

我們每天攝取的醣類，多到遠超乎自己的想像。

或許有人會想說「一個人，就簡單吃」或是「忙到沒時間坐下來慢慢吃的時候，就會選擇飯糰、麵類、丼類、咖哩飯等，來填飽肚子。」

上述食物的確方便又能吃飽，但常會在不知不覺中攝取過量醣類。

醣類會讓人中毒或產生依存

若說現在**幾乎大部分食物都含有醣類，其實一點也不誇張**。大家可以翻一下超市熟食、加工食品標示的成分表，多半都含有葡萄糖、麥芽糖。

加這些糖其實是有原因。

人的大腦會分泌各種物質，其中包含「多巴胺」、「β-內啡肽」。多巴胺屬於「報償系統（reward system）」，β-內啡肽則被稱為「腦內麻藥」。慾望獲得滿足（或是知道被滿足）時就會分泌，讓人體會到所謂的快感。

因為這股快感太過強烈，所以依存性與中毒性也較高。

醣類會增加β－內啡肽、多巴胺的分泌。

這就是為什麼吃甜食時會讓人有幸福洋溢的感覺，而且只要品嘗過一次，就會想一吃再吃。

正因為如此，這也是含醣食物都很暢銷的原因。

市面上的含醣食品越來越多，我們也會在不知不覺中把這些食物通通帶回家。

醣類攝取過量是破壞身心平衡的元兇

就像前面提過的，飯後血液中的葡萄糖會增加。此時，胰臟就會分泌胰島素，來降低血糖值。

蛋白質、脂肪都會在人體內被分解，轉化為葡萄糖。但只有醣類轉化成的葡萄糖量多得嚇人。由於這會造成血糖值大幅上升，胰臟就得分泌更多胰島素。

而且現在有很多人，每天都在吃精製白米、麵粉、砂糖等。從這些食物中攝取到的養分，很快就能被人體吸收，因而導致血糖值在短時間內飆升。

如此一來，人體就必須跟著分泌大量胰島素，導致血糖值急速下降。

一吃飽飯就想睡覺的人，千萬要小心。

你說不定因為平常攝取了太多醣類，讓血糖值動不動就上升。

這樣的人只要一攝取醣類，胰島素就會分泌過量，讓人瞬間陷入低血糖（血液中的葡萄糖異常地少）的狀態。

於是，就會讓人變得特別想睡、容易倦怠、懶洋洋的。

醣類攝取過量會造成血糖值上下擺盪幅度過大，讓現代人的身心平衡變得很不穩定。

PART 3-2

會引發肝硬化、肝癌的「脂肪肝」有多可怕

肝臟受到的傷害超過腸胃

醣類過多會讓內臟受到各式不同的傷害。其中，受到最嚴重影響的，或許就是肝臟。

我們攝取的醣類中，多餘的部分會透過胰島素在肝臟轉化為中性脂肪加以儲存。

但要是攝取過多醣類，無法通通轉為能量的話，剩餘的醣類就會慢慢成為中性脂肪。

更何況，由於運動不足等因素，導致每天的卡路里消耗量大減。基礎代謝率隨著年紀增長而下降，能量消耗量也隨之減少。導致要轉化成脂肪的醣類越來越多，超過需求量的脂肪就會儲存在肝臟裡。

儲存異常大量（肝細胞的30％以上）脂肪的肝臟，就是所謂的「脂肪肝」。

醣類攝取過量導致的脂肪肝病例持續增加

罹患脂肪肝的人數逐年增加。據統計，現在每4個日本人就有1人有脂肪肝。

（註：根據統計，在台灣，國人罹患脂肪肝的比例達三成之多，平均每3人就有1人有脂肪肝。）

「脂肪肝」三個字或許會讓人誤以為是體重過重的人才會有，但就算體型纖瘦，還是有不少人罹患脂肪肝。

過去認為脂肪肝的原因，主要是由於飲酒過量。

不過，**近年來，不是因為酒精，而是因醣類、脂肪攝取過量，導致有脂肪肝問題的人也越來越多。**

罹患脂肪肝後，過剩脂肪就會堆積在肝細胞裡，提高細胞膜的濾過性，也會讓肝細胞遭到破壞，導致肝臟細胞裡的酵素流向血液，造成血液中的GOT、GPT（原本都是肝臟細胞中的酵素）數值上升。

此外，**容易引發肝炎也是脂肪肝的特徵之一**。

尤其是因攝取過量醣類等，非酒精引起的脂肪肝，若持續發展會導致「NASH（非酒精性脂肪肝炎）」。

NASH是讓肝臟發炎、導致纖維化的疾病。

纖維化的肝臟逐漸硬化，就會進一步削弱肝功能。甚至會引發肝硬化、肝癌這類威脅到性命的疾病。

不只如此，**相關研究也證實了罹患脂肪肝的人，會因胰島素無法發揮作用，讓血糖值不易下降，進而提高糖尿病的發病風險。**

想消除肝臟脂肪並不難，因此若為輕度脂肪肝，只要找出原因加以根治，就能獲得改善。

只不過，肝腎同為「沉默的器官」，很少會出現疼痛等症狀。因此，等到發現時，病情可能已經相當嚴重了。

因此，除了定期檢查外，平常就要多加留意自己的醣類攝取是否過量。

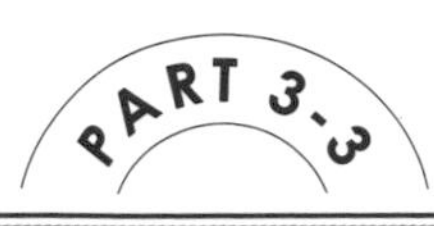

引發糖尿病的原因，靠飲食方式就能解決

糖尿病儼然成為現代人的國民病

到目前為止，已經針對醣類攝取過量對身體造成的傷害，進行了詳細的解說。不過，醣類過多的最大問題就是「提高罹患糖尿病的風險」。

近年來，日本糖尿病患者人數與日俱增。

根據厚生勞働省（等同台灣的衛生福利部）所做的「二〇一六年國民健康、營養調查」的推估，「高度懷疑罹患糖尿病的人」（糖尿病患者）就有一千萬人。

此外，二〇一六年時「無法否認有罹患糖尿病可能性的人」（糖尿病前期）也預估有一千萬人。

糖尿病患者與糖尿病前期共計二千萬人。換算下來，每6個日本人中就有1個。由此可知，糖尿病儼然成為日本人的國民病。

（註：根據調查，台灣有 250 萬糖尿病患者及 500 萬糖尿病前期的「糖尿病預備軍」。）

醣類攝取過量或運動量不足所引起的第二型糖尿病

糖尿病是血液中的葡萄糖濃度（血糖值）上升的疾病，分為「第一型」、「第二型」兩種。

一般來說，血糖值是由位在胰臟胰島的「β細胞」分泌的荷爾蒙——胰島素所控制的。

之前提過幾次，我們從食物中攝取醣類時，會造成血糖值上升，此時胰臟就會分泌胰島素。

血液中的醣類，有部分是用來做為大腦、肌肉、內臟運作時的能量。剩下的則由胰島素轉換成肝醣儲存在肌肉或肝臟，不然就是轉換為中性脂肪儲存在脂肪細胞中。

如此一來，血糖值就會下降。

不過，因為某些原因讓β細胞遭到破壞，無法分泌出胰島素，這就是第一型糖尿病。

雖然尚未釐清β細胞遭到破壞的真正原因為何，但有一說是失控的免疫細胞去攻擊β細胞。

另一方面，因為吃太多（尤其是醣類攝取過量）或運動量不足，造成血糖值持續居高不下，就會讓全身上下的細胞對胰島素失去敏銳度。

血糖一直降不下來，就會讓胰臟拚了命分泌胰島素。只不過，到最後就會陷入累到無法分泌胰島素的狀態。這就是第二型糖尿病。

相較於以年輕人為主要族群但年齡層分布極廣的第一型糖尿病，與生活習慣息息相關的第二型糖尿病，患者的年齡幾乎都超過40歲。

不過，隨著近年飲食習慣的改變，10歲～20歲的年輕世代，罹患第二型糖尿病的人也與日俱增。

糖尿病引起的各種併發症

糖尿病最可怕的是會引發無數併發症。

無論是第一型或第二型，只要胰島素分泌量減少、胰島素的運作不順，導致血糖值居高不下，血管就會受傷，造成出血或變窄，很多器官就會跟著出問題。

以視網膜的微血管為例，只要一出血就會引發網膜症，增加失明的危險性。要是腎臟血管出問題的話，就會影響到血液過濾功能，讓體內的老廢物質無法排出體外，這就是所謂的「糖尿病腎臟病變」。

除此之外，糖尿病也會提高罹患狹心症、心肌梗塞、腦梗塞等心血管疾病，或是失智症、癌症等疾病的風險。雖然無須過度恐慌，但想要活得健康，平常就要遠離醣類攝取過量等會造成糖尿病的危險因子，可以說是非常重要的。

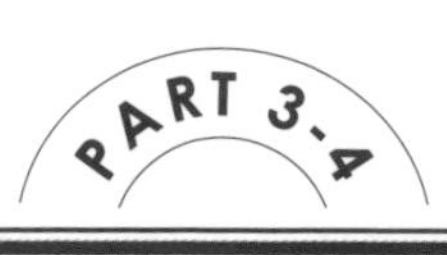

想預防糖尿病，與其限制醣類攝取，不如增加「空腹時間」

執行醣類限制，減少進入體內的醣類攝取量

該怎麼做才能保護我們的身體，免受醣類攝取過量帶來的傷害呢？

第一個想到的就是減少進入體內的醣類量。

不知道大家有沒有聽過「醣類限制」？

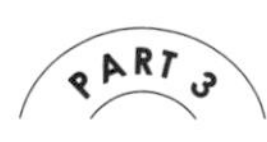

醣類限制是近年蔚為風潮的健康法、減肥法。基本原則是「米飯、麵包、根莖類蔬菜、水果等碳水化合物內含的醣類攝取量，控制在一天130克以下」。

不吃碳水化合物，會造成身體能量不足，進而分解儲存在體內的中性脂肪，將其轉換為能量，就能輕鬆瘦下來。

醣類限制原本是因為對治療兒童難治性癲癇具有一定療效，因此在歐美極為普遍。

後來，又因為能改善血糖值，減輕體重，成為備受矚目的減肥法。

醣類限制也會帶來肌肉量減少等壞處

不過，最近醣類限制的危險性或壞處，也引起廣泛討論。

首先是進行醣類限制，不只會減去脂肪，連肌肉量都跟著下降。

成人一天所需的醣類為170克。

若限制一天不超過130克的話，身體就會將組成脂肪或蛋白質的胺基酸轉換為醣類，做為能量之用。

這樣就會導致肌肉量下降。

若是年輕人或深受過度肥胖所苦的人，不會出什麼大問題。不過，長者還是能免則免。

除此之外，**也有人因為執行醣類限制，反而把身體搞壞、甚至生病。**

醣類限制所攝取的熱量都來自脂肪或蛋白質，基本上「除了醣類以外，吃什麼都可以」。

因此，有些人就想說「只要避開醣類就好」，結果吃了一大堆肉類或油脂料理。

這樣反而使得血管塞滿壞膽固醇之類的脂肪，血管因此變窄，進而引發腦梗塞、心肌梗塞。

另外，雖然醣類限制飲食療法已經獲得美國糖尿病學會的承認，但尚未取得日本糖尿病學會的認可。

就算是糖尿病患者，我也推薦活用「空腹」的飲食法

到底該如何保護身體免受醣類攝取過量帶來的傷害呢？

我還是推薦大家可以利用空腹時間，來進行「醣類重開機」。

第一步就是規劃一天一次或是一週一次的空腹時間。即便是平常攝取過多醣類的人，也能因此降低血糖值。

接著再拉長無法透過食物補充醣類的時間，讓身體開始分解儲存在脂肪細胞或肝臟裡的脂肪，將其轉化為能量。

換句話說，就是從脂肪肝或過度累積的內臟脂肪裡消除多餘的脂肪。

這個方法最大的優點就是不需要進行「這是醣類」、「這是脂肪」的篩選。只要決定好不吃東西的時間，並固定下來，就能輕鬆減少醣類攝取，進而改善醣類攝取過量的狀態。

進行醣類限制時，會有不能吃自己想吃東西的壓力。但「空腹時間」飲食法，不會限制你去吃喜歡的東西，較能持之以恆。

更重要的是近來也有研究證實，「細胞自噬」機制能促進胰島素的分泌，藉此就能有效改善第二型糖尿病。

事實上，開始執行「空腹時間」飲食法後，很多人的「HbA1c」（糖化血紅素）數值也跟著下降。

HbA1c是顯示與葡萄糖結合後的血紅素比例的數值。數字越大，就表示血液中的葡萄糖越多（血糖值高）。

ＨｂＡ１ｃ反映的是2～3個月的平均血糖值，所以很難降下來。不過，在我的建議下執行此飲食法的第二型糖尿病患者中，有人的ＨｂＡ１ｃ值3個月就降了0.6％。

由上述內容可知，「空腹時間」飲食法能輕鬆改善醣類攝取過量的問題，去除多餘脂肪，讓人遠離大大小小的疾病。大家不妨也來試試看！

PART 4

只要提升「空腹力」，就能**跟這麼多疾病說再見**！

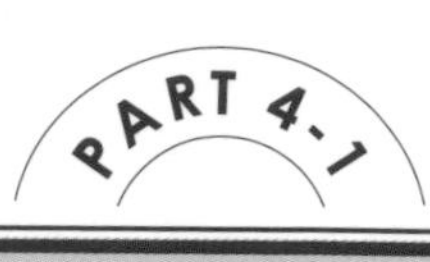

藉由空腹力來消除癌症的危險因子

「空腹」可降低罹癌風險

PART3已經提過「空腹時間」飲食法，在消除「醣類攝取過量」帶來的病痛之效果有多驚人。

PART4則是想告訴大家，透過此一飲食法可以改善、預防的各種身體不適或疾病。

在為數眾多的疾病中，大家最關心的應該就是「癌症」吧。

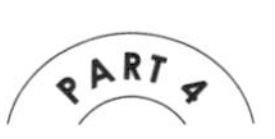

自一九八一年起，癌症長年占據日本人死因第一位。

除此之外，據統計2個日本人中就有1人，一生中會有一次罹癌經驗，3人中則有1人死於癌症。

癌症是很恐怖的疾病，就存在你我身邊，不管是誰罹癌都不足為奇。

（註：在台灣，自1982年起，40年來，癌症都是國人死因第1名。且根據衛福部國健署的癌症登記報告，平均每4分32秒就有1個人罹患癌症，而每10分29秒就有一人死於癌症。）

只不過，我想日常生活中，應該很少有人可以每天都認真執行「遠離癌症健康法」或是「遠離癌症飲食法」。

就算聽說「○○食品對身體好」，但要每天吃也很痛苦，很少人辦得到。

不過，**若換成執行「空腹時間」飲食法，因為吃東西沒有任何限制，跟其它方法比起來，應該更容易持之以恆。**

人類原本就具備能預防癌症的系統

在跟大家解釋為什麼「空腹時間」能有效預防癌症前，我想先來聊聊癌細胞生成的過程。

我們的身體是由約60兆個細胞所組成的。

這些細胞每天都在進行分裂重生。細胞分裂時，就會依據基因（DNA）的情報，絲毫不差地進行複製。

不過，因為某些原因導致DNA受到傷害，進而使細胞複製出錯，引起突然變異，就會生成癌細胞。

或是當腸胃等內臟器官表面受傷，進行修復時出現錯誤，也會生成癌細胞。

正常的DNA會視週邊情況，來控制細胞分裂的速度或次數。但卻無法抑制因DNA的複製錯誤所生成的癌細胞，於是就會無限增殖。

另外，DNA會遭受到外部刺激、活性氧等各式各樣的攻擊，讓人體每天產生三千～五千個癌細胞。

不過，人體內都有可以修復DNA的酵素，能立刻修復受傷的DNA。當DNA受到無法修復的重傷時，身體就會立刻去除那顆細胞，防止癌細胞的生成。

這就是所謂的「細胞凋亡」。

要是連修復、細胞凋亡都無效的話，繞行全身、進行巡邏的免疫細胞，就會盡忠職守地將癌細胞銷毀。

人體就是透過這樣兩道、三道的防禦系統，保護人體免受癌症摧殘。不過，要是DNA受到攻擊的次數增加，或是隨著年紀增長，導致修復功能、細胞凋亡功能、免疫功能衰退，殘存下來的癌細胞就會現身。

透過「細胞自噬」機制進行細胞修復，降低罹癌風險

既然如此，為什麼空腹時間能有效預防癌症呢？因為這是基於「減少脂肪，消除肥胖」的原則。

其實癌症跟糖尿病、癌症跟脂肪都有密切關係。罹患糖尿病或體重過重，都會增加罹癌風險。

根據國際癌症研究署（IARC）以4萬名平均年齡62～63歲民眾為對象所做的調查，發現腰圍每增加11公分，罹患與肥胖相關的癌症風險就提高13％。

日本也有類似的研究。日本糖尿病學會與日本癌症學會的調查顯示，糖

尿病患者的罹癌風險是非糖尿病患者的1.2倍左右。

既然如此，為什麼糖尿病或是肥胖會增加罹患癌症的風險呢？

關鍵就在內臟脂肪。

內臟脂肪會降低胰島素對人體的反應。

也就是說，比起內臟脂肪少的人，內臟脂肪多的人，血糖值更不易下降。

另外，糖尿病患者的胰島素也無法順利發揮效用。

於是，身體為了降低血糖值，就必須努力分泌更多胰島素。結果導致體內胰島素濃度增加。

若胰島素持續維持在高濃度狀態，就會出現下列現象：

- **細胞凋化就會出問題。**
- **促進細胞增生。**

這些都會導致癌細胞較易生存或增生。

再加上，若內臟脂肪增加太多，就會分泌出促使癌細胞增生的壞荷爾蒙「IL-6」。

日本癌症學會的發表有提到「最近以524萬名英國人為對象的追蹤調查顯示，22種癌症中有17種癌症，都是因肥胖而增加罹癌機會」。**尤其是大腸癌、肝癌、膽囊癌、胰臟癌、子宮癌、腎臟癌等，都是容易受到影響的癌症。由此可知，肥胖是會危害到身體健康的。**

日本癌症學會的另一篇發表則提到罹癌主因為抽菸（30％）與肥胖（30％）。

控制體重，就跟禁菸一樣重要。

空腹就能去除癌症的各種因素

前面已經提到，距離最後一餐10小時後，脂肪，尤其是內臟脂肪就會開始分解。

換句話說，只要徹底執行空腹時間，就能有效預防癌症。

另外，空腹對改善導致肝癌的脂肪肝也有顯著效果。

不過，效果不只有這樣而已。

因為吃太多導致腸胃運作不順，讓腸內容易堆積同樣會引發癌症的有毒物質。腸內環境一惡化，免疫力也會跟著下降。

這是因為腸內有許多免疫細胞。

不過，只要規劃出空腹時間，讓腸胃恢復正常運作，就能抑制有害物質的生成，增強免疫力，讓癌細胞更容易被清除。

另外，空腹也會促使「細胞自噬」機制開始運作，藉此抑制活性氧，而活性氧是造成癌細胞生成的原因之一。

之後會再進行詳細解說，但很多活性氧都是來自細胞內的粒線體。老舊、品質差的粒線體會產生大量活性氧，全新、品質好的粒線體則能抑制活性氧的生成。

空腹促使「細胞自噬」機制開始運作，就會讓老舊粒線體重獲新生，活性氧也會隨之減少。

由上可知，空腹這帖良藥，對預防癌症有相當顯著的效果。

只是，有一點要特別留意。就是當癌（惡性腫瘤）已經在體內生成的話，空腹反而會造成反效果。

癌細胞的特徵之一就是容易陷入飢餓狀態，因此治療時經常會採取讓癌細胞斷糧的「圍城」策略。

不過，「細胞自噬」機制一啟動，就會自行製造養分，增加癌細胞的存活機率。

「空腹時間」飲食法只能做為預防之用。

若已罹癌，就請遵從醫師指示。

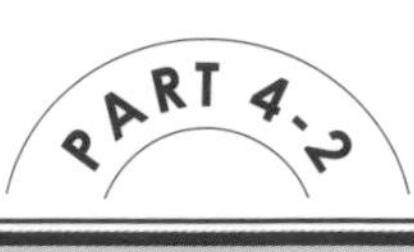

空腹力讓血液變乾淨！有效改善高血壓

每3個日本人中就有1人為高血壓所苦

平常都一直維持在血壓超高狀態的「高血壓」，對日本人來說並不陌生。據厚生勞動省於二〇一四年所做的「患者調查」，接受長期治療的高血壓患者為1010萬8000人。再加上未接受治療的，共有4300萬人左右。換算下來，每3個日本人中就有1人罹患高血壓。

（註：根據國健署調查顯示，在台灣大約每4人，就有1人是高血壓患者。）

或許閱讀本書的讀者中，有些人「每次健康檢查，都被醫生說血壓偏高」。

順帶一提，血壓指的是「從心臟送出的血液通過動脈時所賦予的壓力」、「血液擠壓動脈壁的力量」。

一般來說，心臟1分鐘會將血液送到動脈60～70次。

量測血壓時，一定會出現「收縮壓（最高血壓）」和「舒張壓（最低血壓）」兩個數值。分別代表將血液送出時，施加於動脈血管的壓力，以及將血液送出後的壓力。

未滿75歲但收縮壓超過140mmHg，或是舒張壓超過90mmIIg的人，就會被判定為高血壓患者。

黏稠的血液會引發可怕的動脈硬化

高血壓的問題究竟出在哪呢？就來為各位進行詳細解說。

為什麼血壓會升高？這是因為血管變窄，血液變得黏稠。

用幫浦將水送到水管時，若分成粗水管跟細水管，一定是後者更費勁，也更容易產生壓力。

另外，若是乾淨的水跟泥水，一定是泥水更費勁，也更容易造成水管的壓力。

請大家將水管想像成動脈血管，水（或是泥水）就是血液。

多餘的物質或老廢物質附著在血管壁上，或者是血液變得黏稠，都會讓心臟必須用更大的力量將血液送出去。在血管上施加壓力，血壓便會隨之上升。

狹窄的血管或黏稠的血液，首先會造成心臟弱化。

總是加大力道將血液送出，會讓心臟肌肉越來越厚實、越來越硬。也因此讓心臟失去彈性，造成功能衰弱。

因此，高血壓患者只要稍微動一下就會氣喘吁吁、甚至心悸，更會增加心臟衰竭的風險。

狹窄的血管或黏稠的血液也會影響到血管。

若來自心臟的強大壓力不間斷，為了不造成血管破裂，身體就會增加血管壁厚度。血管壁一變厚，血液通道就會變窄。

血壓高的情況下，變窄的血管為了讓血液通過，又會加大對血管的壓力，讓血管壁變得更厚……，這種情況反覆發生，就會讓血管壁變得又厚又硬，進而失去柔軟度或彈性。

這就是所謂的「動脈硬化」。

動脈硬化持續惡化，會讓血管容易受傷、破裂。血液循環出現問題，提高血栓（血液中的血小板凝固）的機率。

腦血管的動脈硬化情況一惡化，就容易引發腦出血、失智症。若是運送氧氣、養分到心臟的冠狀動脈出現動脈硬化，影響到血液循環的話，引發狹心症的風險就會隨之提高。

另外，血管被血栓塞住，阻礙到血液循環的話，就會導致腦梗塞或心肌梗塞。

近年來，因吃太多引發的高血壓逐年增加

自古以來，引發日本人高血壓的最大原因就是「鹽分（鈉）攝取過量」。不過，**近年來常見的反而是內臟脂肪型肥胖引起的高血壓**。

內臟脂肪增加，導致胰島素無法順利發揮作用時，胰臟就得努力分泌更大量的胰島素。胰島素能讓交感神經處於優勢、血壓上升。

另外，胰島素也會阻礙腎臟鹽分的排泄，造成血液中的鹽分濃度升高，進而導致高血壓。

肥大化的大型脂肪細胞也會分泌名為「血管收縮素元」的升壓物質，造成血壓上升。

吃太多（醣類、脂肪攝取過量）當然也是導致高血壓的原因之一。因為血液中過剩的中性脂肪、壞膽固醇要是一附著在血管壁上，血管就會變窄。

若是因為內臟脂肪型的肥胖或吃太多造成血壓上升的人，請一定要試看看空腹時間飲食法。

內臟脂肪被分解，血液中的醣類、脂肪、壞膽固醇減少，就能有效改善高血壓。「細胞自噬」機制對預防、治療動脈硬化等血管疾病則有顯著效果。

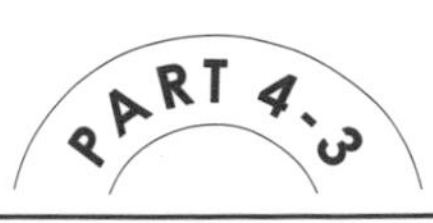

藉由空腹力來降低失智症發病機率

生活習慣病是失智症的一大主因

近年來，失智症患者人數與日俱增，今後更是有增無減。

日本內閣府於二〇一七年發表的數據顯示，二〇一二年的高齡失智症患者人數為462萬人。但隨著高齡化社會的發展，預估到了二〇二五年會高達800萬人，每5位高齡者就有1位失智症患者。

（註：依據衛福部統計，台灣失智人口推估已超過30萬人。）

・只記得剛發生不久的事。

- 新東西都記不起來。
- 突然不知道該如何表達。
- 工作效率變差。
- 使用道具的動作不是很流暢……等等。

這些失智症症狀都會讓人痛苦不堪，但沒有人敢保證「自己將來一定不會失智」。

可能有很多抱著「要是失智的話，該怎麼辦？」的不安情緒，或是「為了預防失智症，現在能做的，我都想試試看」的人吧。

遺憾的是現在還找不到決定性的預防或治療方式。除了「盡可能多跟人交流，維持與社會的聯繫」、「做一些能讓自己很有成就感的事，讓心臟跟大腦持續運轉」之外，**若想預防失智症，「預防生活習慣病」也是相當重要的。**

過去許多研究都證實了高血壓、糖尿病、高脂血症、腦中風、肥胖這些生活習慣病與失智症的關連性。因此，只要改善飲食習慣或適度的運動，就能有效預防失智症。

糖尿病會讓罹患阿茲海默症的機率提高2倍

「失智症」其實有分很多種。日本最常見的是「阿茲海默症」，有6～7成的失智症患者都屬於這類。

阿茲海默症是因為「β類澱粉蛋白」、「tau蛋白」這類蛋白質堆積在腦中，造成神經細胞減少，包含掌管記憶的「海馬體」在內的腦部組織持續萎縮。特徵則包括：

- 記憶力逐漸衰退。
- 無法辨識人物、場所或時間……等等。

雖然原因尚未釐清，但美國研究已經證實了阿茲海默症與高血壓、糖尿病等生活習慣病息息相關。

動物實驗則驗證了**「內臟脂肪分泌的壞膽固醇會轉換為β類澱粉蛋白儲存在大腦」**的結果。

除此之外，日本九州大學自一九八五年起持續以福岡縣糟屋郡久山町居民為對象所進行的研究（久山町研究）發現，內臟脂肪的增加或是第二型糖尿病伴隨的高胰島素血症狀態，會阻礙造成阿茲海默症的β類澱粉蛋白的分解，也跟導致tau蛋白變質有關。糖尿病患者罹患阿茲海默症的風險，比血糖值正常的人高上1.2倍。

另一方面，近年來持續增加的是血管型失智症，占失智症患者的2成左右。

這是由於腦梗塞、腦出血造成血液循環不良，導致大腦部分壞死、功能隨之衰退。腦部隨處可見梗塞，或是雖然血管沒有完全塞住，但腦部動脈硬化情況嚴重，血液循環極度不良時。就容易引發血管型失智症。

而久山町研究也發現高血壓患者跟血壓正常的人相比，罹患血管型失智症風險的倍率如下：

- 50～64歲是2.4～10.1倍。
- 65～79歲是3.0～5.5倍。

空腹力預防失智症效果也是值得期待的

由上可知，失智症與生活習慣病的關係密不可分。

另外也證實了活性氧會傷害大腦海馬體，讓神經細胞出現障礙。因此，失智症跟活性氧也有某種程度的關連性。

「空腹時間」飲食法不只具有預防生活習慣病的效果，還能消除生成活性氧的老舊粒線體。

因為，這個飲食法對預防失智症也有一定程度的效果。

只不過，有一點想提醒大家的就是，跟前面提到的癌症一樣，「失智症發病後，『細胞自噬』機制可能會造成反效果」。

根據二〇一五年東京醫科齒科大學發表的研究結果，我們可以看到阿茲海默症發病後，「細胞自噬」機制可能會增加腦內的β類澱粉蛋白，讓症狀更加惡化。

「空腹時間」飲食法充其量只是預防，有失智症疑慮或是已經發病的話，請務必遵從醫囑進行治療。

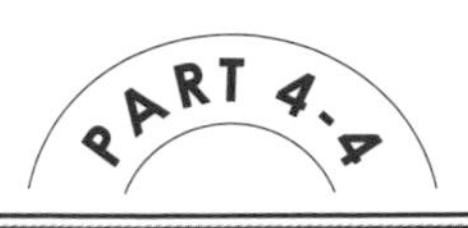

提升免疫力，遠離過敏或感染症

免疫細胞失控是引發過敏的原因

春天一到就是永無止盡的打噴嚏、流鼻水、眼睛癢地獄，搞得根本沒辦法工作或做家事。自己、小孩或是孫子對某些食物過敏，對吃下肚的東西都得小心翼翼。對動物過敏，所以沒辦法養寵物⋯⋯。

為這類過敏疾病感到苦惱的人逐年增加。

不過大約幾十年前，會過敏的人少之又少。但是，現在每2個日本人就有1人具有某些過敏症狀。

過敏是原本應該要保護人類不受到疾病或有害物質侵害的免疫力失控所引起的。

我們在日常生活中都被多到嚇人的病毒或有害物質團團圍住。

即便如此，但讓我們不會因此動不動就生病的關鍵就在於，人類的身體具備能排除病毒或有害物質等的力量，也就是所謂的免疫力。

免疫力的關鍵就是免疫細胞。

健康人的體內存在著各式各樣的免疫細胞，彼此間也取得一個平衡、相互合作，隨時監控並擊退有害異物或是病毒。

一般來說，病毒或有害物質（病原）進入人體後，免疫細胞就會緊緊地

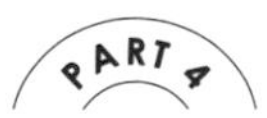

黏著抗原，藉此產生抗體。

如此一來，就能輕鬆地將病原趕出去。

不過，要是因為某些原因，讓花粉、食物等這類不算是有害的物質進入人體，就會不小心產生抗體。

從此之後，只要相同物質再次進入人體，與抗體結合後，免疫細胞為了將其趕出體外，就會分泌出組織胺或白三烯等化學物質，讓人體出現打噴嚏、流鼻水、蕁麻疹……等等的反應。

調整腸道環境，改善過敏或疾病

為什麼會出現「免疫力的過度反應」呢？

理由眾說紛紜，其中之一就是「腸道環境惡化」。

腸道中有好菌、壞菌跟伺機菌三種腸道細菌，維持均衡的同時，也保護著腸道環境。正常來說，都是好菌占優勢。但當腸道環境惡化，壞菌就會增加。

腸道環境惡化的原因包括壓力引起的自律神經失調、運動不足、便祕等，吃太多也是其中之一。

不時有大量食物運來，過勞導致疲倦、老化會導致腸道功能衰退。如此一來，腸道內就會累積很多無法充分消化的食物。壞菌會使其腐敗，生成氨、硫化氫等有害物質或致癌物質，造成腸內環境惡化，讓腸道運作越來越不順暢。

到頭來，會對身體造成「容易腹瀉、便祕」、「有害物質穿過微血管，造成肌膚粗糙，容易長痘痘」、「容易發胖」等各式各樣的影響。有時甚至會導致癌症等重大疾病。

腸道環境的惡化也會嚴重影響到免疫細胞的運作。

其實有6成的免疫細胞都集中在腸道。

這是為了把跟著食物進來的病毒或有害物質趕出去。

又或者是，有害物質導致腸道黏膜弱化，造成腸壁受傷後，要是有未消化的蛋白質跑進身體裡，就會引發過敏反應。

好好照顧自己的腸道、不要吃太多，都是改善過敏的重要關鍵。

為過敏所苦的人，請一定要試試看空腹時間。

「細胞自噬」機制也能分解引發感染症的細菌

「細胞自噬」機制也能分解引發感染症的細菌。

每天都有各式各樣的細菌跑進我們的身體裡。

這些細菌通常都會被免疫細胞捕捉並加以分解。不過，其中也有逃到細胞（細胞內感染）裡的細菌。

跑進細胞的細菌，不僅逃離了免疫細胞的攻擊，還能獲得適當的溫度、水分，利用細胞內的養分延長壽命、持續增生。

「細胞自噬」機制則具有捕捉溶血性A群鏈球菌、沙門氏菌、結核菌、金黃色葡萄球菌等細菌並加以分解的功用。

溶血性A群鏈球菌是引發急性咽頭炎等疾病的細菌。沙門氏菌會造成食物中毒、結核菌則會引發結核。

金黃色葡萄球菌則存在於皮膚表面或傷口（尤其是化膿的傷口）。若在食物中增生，就會產生毒素，造成食物中毒。

打造空腹時間，讓「細胞自噬」機制發揮作用，就能降低感染這些細菌引發疾病的風險。

但另一方面，也有像引發性病的披衣菌、造成食物中毒的腸炎弧菌、導致肺炎的軍團菌、牙周病菌這些利用「細胞自噬」機制大量增生的細菌。

要是感染了上述細菌，或是這些細菌引發的疾病，請一定要遵從醫師指示。

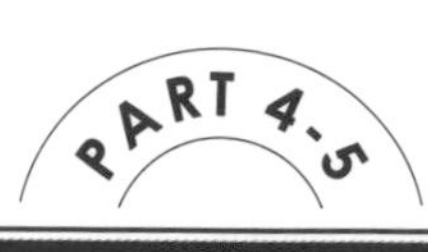

享受空腹是最極致的抗老化妙方

打造出預防老化、不容易累的身體

不知從何時開始，「老化」成為許多人的煩惱來源：

- 老人斑、皺紋、白髮日益增加。
- 越來越健忘。
- 體力大不如前，很容易累……等等。

我想大家都抱著這樣的煩惱，想說「要是可以的話，希望自己不要再繼續老化下去」。

那麼，該怎麼做才能防止老化或是減緩老化速度呢？

比方說，想防止肌膚老化的話，有包括「擦化妝水或保濕乳霜來補充肌膚水分」、「想預防紫外線傷害，就盡量不要曬太陽」等的方法。

不過，我想推薦大家，不妨跟「空腹時間」飲食法同時進行。

這是因為這個飲食法能達到「讓老舊細胞重獲新生」這個最極致的抗老化效果。

活性氧造成細胞老化

老化是「細胞老化」造成的。

造成皺紋、斑點的是皮膚細胞，白髮則是來自頭髮或頭皮細胞。容易忘東忘西是因為腦細胞，動沒兩下就覺得累是肌肉或內臟細胞老化，導致相關功能衰退所引起的。

為什麼細胞會老化？

其原因眾說紛紜，但與細胞老化有著密切關連的就是前面提過無數次的「活性氧」。

活性氧具備超強「氧化」力，只要少許就能去除病毒或異物。問題是數量太多，會讓人體內細胞都跟著氧化。

就像鐵氧化後會生鏽一樣，細菌氧化後也會生鏽，這就是所謂的老化。

順帶一提，老化會隨40多歲開始加速。

這是因為能消除活性氧的「抗氧化酵素」威力急速下降。

然而，與活性氧的生成或抗氧化酵素衰退息息相關的就是粒線體。

疲勞與老化源自於粒線體的品質與數量下降

粒線體是細胞裡的小器官，1顆細胞擁有數百到數千個粒線體。

粒線體肩負著利用醣類、脂肪酸製造出細胞活動所需能量的任務。不過，與此同時也會生成活性氧。

據說人體內有9成的活性氧都是由粒線體製造的。不過，粒線體內也存在著抗氧化酵素。

細胞裡的粒線體越新、品質越好、數量越多的話，細胞就能獲得更多能量，受到活性氧的傷害也會變少。

品質好的全新粒線體不只能促使抗氧化酵素積極運作，製造出大量能量，還能降低活性氧的生成。

不過，年齡增長、吃太多、運動不足等，都會減低細胞內粒線體的品質跟數量。

體內細胞的粒線體老化、品質變差、數量變少的話，不只能獲得的能量減少，也容易受到活性氧的傷害。這就是讓人感到疲勞、加速老化的原因。

說到這，想必大家應該已經明白了吧。

只要讓全身細胞裡的粒線體煥然一新、品質提升、數量增加，就能阻止細胞內的老化。

「空腹時間」飲食法正好能滿足大家的需求。

因為**只要16個小時的空腹時間，就能透過「細胞自噬」機制，將細胞內的老舊粒線體一掃而空，讓細胞重獲新生。**

透過空腹來促進成長荷爾蒙的分泌，打造不知疲倦為何物的身體

另外，「空腹時間」飲食法還具有促進成長荷爾蒙分泌的效果。

成長荷爾蒙具有「提高代謝」、「增加肌肉量」、「製造膠原蛋白」、「促進脂肪分解」等功用。

成長荷爾蒙大量分泌，就能改善斑點、皺紋等老化引起的肌膚問題，或是伴隨肌肉量流失而來的倦怠感。

一般來說，40歲左右成年人的成長荷爾蒙分泌量只有20幾歲的5成，這也是老化的原因之一。

不過，只要處於空腹狀態或低血糖狀態就能促進成長荷爾蒙的分泌。

就像我在本書再三強調的，想遠離各種疾病、防止老化的話，「空腹」能發揮本身的超強實力。

請大家有機會一定要試試看本書介紹的飲食法，來感受一下空腹的威力。

好好照顧自己的腸道
不要吃太多
都是改善過敏的重要關鍵

悅讀健康系列 HD3177

「空腹」才是最強的良藥

抗癌成功醫師打造不易生病體質的終極飲食法！

作　　者／青木厚
翻　　譯／王薇婷
選　　書／梁瀞文
責任編輯／梁瀞文

行銷經理／王維君
業務經理／羅越華
總 編 輯／林小鈴
發 行 人／何飛鵬
出　　版／原水文化
台北市南港區昆陽街 16 號 4 樓
電話：02-2500-7008　傳眞：02-2502-7676
網址：http://citeh2o.pixnet.net/blog　E-mail：H2O@cite.com.tw
發　　行／英屬蓋曼群島商家庭傳媒股份有限公司城邦分公司
台北市南港區昆陽街 16 號 8 樓
書虫客服服務專線：02-25007718；02-25007719
24 小時傳眞專線：02-25001990；02-25001991
服務時間：週一至週五上午 09:30-12:00；下午 13:30-17:00
讀者服務信箱 E-mail：service@readingclub.com.tw
劃撥帳號／ 19863813；戶名：書虫股份有限公司
香港發行／香港九龍土瓜灣土瓜灣道 86 號順聯工業大廈 6 樓 A 室
電話：852-2508-6231　傳眞：852-2578-9337
電郵：hkcite@biznetvigator.com
馬新發行／城邦（馬新）出版集團
41, Jalan Radin Anum, Bandar Baru Sri Petaling,
57000 Kuala Lumpur, Malaysia.
電話：603-9057-8822　傳眞：603-9057-6622
電郵：cite@cite.com.my

美術設計／鄭子瑀
製版印刷／卡樂彩色製版印刷有限公司
初　　版／ 2022 年 12 月 29 日
初版 5.5 刷／ 2024 年 07 月 04 日
定　　價／ 450 元

城邦讀書花園
www.cite.com.tw

ISBN：978-626-7268-00-1（平裝）
ISBN：978-626-72680-1-8 （EPUB）

「空腹」こそ最強のクスリ（青木 厚）
「KUFUKU」KOSO SAIKYOUNO KUSURI

Original Japanese edition published by Ascom Inc., Tokyo, Japan
Traditional Chinese edition published by arrangement with Ascom Inc.
through Japan Creative Agency Inc., Tokyo

國家圖書館出版品預行編目資料

「空腹」才是最強的良藥——抗癌成功醫師打造不易生病體質的終極飲食法！/ 青木厚著；王薇婷譯 . -- 初版 . -- 臺北市：原水文化出版：英屬蓋曼群島商家庭傳媒股份有限公司城邦分公司發行，2022.12
面；　公分 . --（悅讀健康系列；HD3177）
譯自：「空腹」こそ最強のクスリ
ISBN 978-626-7268-00-1（平裝）

1.CST: 斷食療法　2.CST: 健康法

418.918　　111021083